Force
et
Longue Vie

Nouvelle application de la Méthode

BROWN-SÉQUARD
MODIFIÉE ET MISE A LA PORTÉE DE TOUS

PAR LE

DOCTEUR SOUTOUL

Guérison ou Amélioration
DE
Toutes les maladies

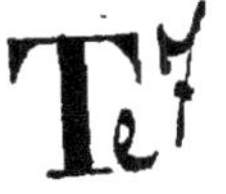

TELLIER, ÉDITEUR, PARIS
de Provence et 13, Passage du Havre
1894. 3e édition

NOUVELLE APPLICATION
De la méthode
BROWN SÉQUARD
MODIFIÉE ET MISE A LA PORTÉE DE TOUS

PAR LE

Docteur SOUTOUL

FORCE ET LONGUE VIE

Nouvelle application de la Méthode

BROWN - SÉQUARD

MODIFIÉE ET MISE A LA PORTÉE DE TOUS

PAR LE

Docteur SOUTOUL

Guérison ou Amélioration

DE

Toutes les maladies

LETELLIER, ÉDITEUR, PARIS

52, Rue de Provence et 13, Passage du Havre

1894. 3e édition

FORCE ET LONGUE VIE

NOUVELLE APPLICATION

DE LA

MÉTHODE BROWN-SÉQUARD

ET DES TRANSFUSIONS

PAR

Le Docteur SOUTOUL

CHAPITRE PREMIER

Créer et développer la cellule qui produit l'être vivant, régénérer l'organisme en communiquant aux autres cellules l'énergie, la vie et la faculté de se reproduire qu'elles avaient perdues : tel est le rôle du liquide organique dans l'économie animale.

HISTORIQUE DE LA MÉTHODE

De tout temps l'homme a cherché à conserver la santé et à guérir les maladies. Cette recherche a engendré des méthodes diverses appelées doctrines médicales, et la thérapeutique, c'est-à-dire la science des remèdes, a subi l'influence de ces nombreuses doctrines; elle a passé par des phases différentes, en rapport avec les idées que la médecine se faisait de la maladie et de la vie.

Nos pères, dans l'art de guérir, regardaient la maladie comme une manière d'être spéciale, à laquelle il n'était plus possible d'appliquer les notions scientifiques que la physiologie normale nous donne. Mais les progrès de l'esprit humain ont fait justice de toutes ces théories et les découvertes qui ont enrichi successivement la physiologie, la chimie, la physique ont donné à la thérapeutique une direction nouvelle.

Après les immortelles recherches des Claude Bernard, des Magendie et de tant d'autres, Brown-Séquard, le digne continuateur de ces célébrités, apporte à la science une découverte féconde en résultats merveilleux pour le plus grand bien de l'humanité.

L'idéal de la médecine

Nous n'avons plus seulement comme idéal en médecine d'anéantir la maladie, nous sommes tout près d'atteindre un but plus désirable encore : le triomphe de la nouvelle doctrine, indiscutable et reposant absolument sur les bases de l'observation et de l'expérimentation, montre que nous pouvons supprimer les maladies, diminuer les infirmités de la vieillesse et **reculer l'époque de la mort.**

Dans tous les siècles, les esprits chercheurs ont voulu lutter contre la mort.

La littérature et la poésie nous gardent la tradition d'une fontaine de Jouvence dont la source est tarie.

Au moyen âge, les alchimistes s'épuisaient non seulement à trouver la manière de faire de l'or, mais à découvrir le secret de prolonger l'existence et de rendre la vie perpétuelle.

Brandt croyait que le principe de la vie

s'échappait peu à peu, et voulait le retrouver dans nos excrétions. C'est en faisant chauffer l'urine qu'il découvrit le phosphore.

Plus tard, parurent de nombreux ouvrages sur la *macrobiologie*, ou l'art de prolonger la vie. Il y a enfin une quarantaine d'années, Flourens composait un ouvrage sur la longévité humaine. Il démontrait que l'homme peut vivre jusqu'à 100 ans et au delà.

Nous ne voulons pas fatiguer le lecteur par l'exposition de ces traités dont la science moderne a tiré cependant quelques principes vrais, rendus indiscutables par l'expérimentation et vérifiés par le temps.

La seule méthode rationnelle pour connaître le secret de garder la jeunesse et de reconstituer les tissus et les organes, c'est de s'appuyer sur les découvertes si nombreuses et si brillantes, faites depuis le commencement de ce siècle.

Il s'agit d'étudier d'abord les limites possibles de la vie humaine.

La longévité humaine

L'âge fabuleux attribué à quelques anciens n'a aucune valeur scientifique. Mathusalem vécut, dit-on, 969 ans; mais quelle était la durée de l'année du temps de Mathusalem? Prenait-on pour année le mois ou la saison? D'après les recherches de Heuseler c'est la saison qui était l'unité de temps employée et 4 de ces années répondaient à une des nôtres; l'âge de Mathusalem aurait été de 242 ans.

On peut citer d'autres exemples célèbres de longévité. L'anglais Thomas Parre, dont le cadavre fut disséqué par l'illustre anatomiste Harvey, jouissait d'une telle vigueur qu'à l'âge de 101 ans il fut condamné au pilori pour un délit contre les mœurs; à 120 ans, il se remaria avec une veuve qui dit ne jamais avoir remarqué son grand âge; jusqu'à 130 ans il fit des travaux pénibles.

Il mourut accidentellement à 152 ans et 9 mois.

H. Jenkins mourut en 1670 dans le Yorkshire, après avoir pris part, en 1513, à l'âge de 13 ans à la bataille de Floddon.

Kentigern, fondateur du diocèse de Glasgow, atteignit l'âge de 185 ans, comme le témoigne l'inscription placée sur son tombeau. Il existe encore d'autres exemples bien établis d'un âge aussi et même plus élevé que celui de ce saint.

En insistant davantage sur l'histoire des centenaires, on remarque que ces natures favorisées n'ont rien qui les distingue du commun des mortels et peuvent être atteintes d'infirmités corporelles.

Un fermier irlandais du nom de Orvan Corollan, mort à Miath en 1637 à l'âge de 137 ans, avait à chaque main 6 doigts et 6 orteils à chaque pied.

Une naine dont la taille était de 2 pieds, 3 pouces, Elspeth Warson, mourut à Port en Ecosse à l'âge de 115 ans.

Un géant de 7 pieds 2 pouces, Jacob Donald, mourut à 120 ans en Islande.

Jean Maulmy, qui mourut à 120 ans, avait le cou si court et les épaules conformées d'une façon si bizarre que de derrière il était presque impossible de voir sa tête.

Nicolini Mare, qui mourut à 110 ans, avait les membres supérieurs atrophiés; elle était en outre bossue.

Il serait facile de rapporter d'autres exemples de bossus ayant atteint un âge très élevé.

On croit généralement que la plus grande tempérance est nécessaire pour dépasser la centaine. Sans doute, les habitudes d'ivrognerie abrègent beaucoup la vie; et cependant on peut admettre que le vin et la bière modifient les fonctions vitales et ne sont pas nuisibles lorsqu'on en fait un usage modéré.

En étudiant la manière de vivre des centenaires, on les a souvent vu dépasser la mesure dans l'usage des boissons enivrantes et n'en atteindre pas moins un âge très avancé.

Annibal Camoux, mort à Marseille à l'âge de 122 ans, buvait beaucoup de vin. Johana Obst morte en 1825 en Silésie à l'âge de 155 ans, buvait tous les jours deux verres d'eau-de-vie.

Philippe, mort en Gascogne, à l'âge de 102 ans, se grisait deux fois par semaine. Le chirurgien Politiman mort en Lorraine à l'âge de 140 ans s'enivrait tous les soirs depuis l'âge de 25 ans.

Il en est de même pour les boissons aromatiques. Elisabeth Duriend, morte en Savoie à l'âge de 114 ans, prenait 40 tasses de café par jour. On rapporte d'autres centenaires employant le café comme médicament dans toutes leurs maladies.

Le tabac semble avoir une mauvaise in‧fluence ; on n'a rencontré qu'un seul fumeur parmi les centenaires.

Il y a donc lieu d'affirmer que la vie humaine peut dépasser 110 ans et même atteindre 120 ans.

CHAPITRE II

Les phases de la vie

L'homme peut donc, même en se trouvant dans des conditions de santé défectueuses, atteindre un âge fort avancé.

Quelles sont les influences qui peuvent augmenter considérablement la durée de la vie ?

Chacun sait que l'homme naît, croît, et se développe jusqu'au moment où ses organes fatigués ou usés fonctionnent moins bien ou ne fonctionnent plus.

L'être humain peut, dans l'âge adulte ou même dans l'âge mûr, donner naissance à un autre être qui possédera toute la force nécessaire pour se faire à lui des organes jeunes et vigoureux.

Si l'homme mûr ou vieilli pouvait s'emparer pour lui-même de ce principe de vie, il régénérerait ses organes affaiblis, comme on remonte en lui donnant une impulsion nouvelle le pendule dont le mouvement se ralentit.

Il est indispensable de rappeler ici comment fonctionne la vie.

L'être vivant est obligé d'emprunter sans cesse au monde extérieur des aliments pour remplacer les matériaux usés par le travail vital, détruits par la désassimilation : il doit respirer un air pur pour fournir de l'oxygène au sang, choisir le milieu et l'alimentation, procurer à chaque organe les éléments spéciaux de sa constitution particulière et donner à tout l'organisme les moyens les plus favorables à son développement.

Il fallait donc connaître la constitution intime des organes, et, malgré les grands travaux des anatomistes et des histologistes, ce n'est que fort tard que la véritable structure du corps humain fut dévoilée.

La constitution de nos organes

Au commencement de ce siècle, Bichat démontra que nos organes sont constitués par des tissus de différente nature : tissus nerveux, osseux, musculaires, etc.; ces tissus eux-mêmes sont formés de corpuscules ou cellules qui sont comme les fils dont est faite l'étoffe de nos tissus.

Ces cellules, dont la vie individuelle est fort courte, sont doués d'une force de reproduction extraordinaire; elle se dédoublent, se multiplient et ne meurent qu'après avoir légué à des cellules de même nature leur vie et leurs fonctions.

On saisit alors dans son ensemble le mécanisme de la vieillesse. Cette multiplication des cellules est si active dans la jeunesse qu'elle suffit à un accroissement considérable et rapide du corps; dans l'âge mûr, cette multiplication cellulaire se ralentit, mais fournit encore aux besoins de réparation de l'organisme. Dans la vieillesse, cette prolifération des cellules devient si languissante, qu'elle ne suffit plus à la réparation des tissus et l'organisme se désagrège comme une étoffe usée dont les mailles se déchirent une à une.

Cette théorie cellulaire qui a servi à expliquer la vieillesse a fait connaître aussi le mécanisme de la maladie : toutes les lésions se réduisent à des déviations cellulaires.

Dans le groupe immense des maladies appelées *maladies par retard de nutrition* : rhumatisme, diabète, goutte, obésité, gravelle, calculs, maladies de la peau, etc., la multiplication cellulaire se ralentit, les cadavres des cellules mortes s'entassent dans l'organisme qu'elles encombrent et empoisonnent.

Dans les anémies, les chloroses, les cellules sanguines se déforment et diminuent en nombre.

Les maladies nerveuses et les paralysies ont pour origine les lésions et les dégénérescences des cellules nerveuses.

Les maladies du système osseux : rachitisme, abcès des os, déviation de la colonne vertébrale, ont pour point de départ la lenteur de multiplication des cellules osseuses.

Les tumeurs, cancers, etc., sont dus à la

multiplication anormale de cellules de différents types.

Les maladies d'origine infectieuse : tuber-
culoses pulmonaire et autres, scarlatine,
rougeole, influenza, choléra, etc., ont pour origine l'invasion de l'organisme affaibli, pauvre
en cellules vigoureuses et résistantes, par des
cellules étrangères nommées *microbes*.

La thérapeutique cellulaire

Cette *théorie cellulaire*, la plus belle découverte de notre siècle, devait forcément donner
naissance à la *thérapeutique cellulaire* : remplacer chez les vieillards la cellule usée par
la cellule nouvelle et jeune introduite artifi-
ciellement ; dans la maladie, faciliter le développement des cellules fraîches et remplacer
les cellules malades : tel devait être le rêve,
le désir de tous ceux qui cherchent une thérapeutique, non plus empirique mais scientifique. Mais comment arriver au résultat cherché ?

Les travaux des histologistes, de ceux qui
étudient les tissus, et particulièrement les
recherches de M. Ranvier, professeur au Collège
de France, montrèrent qu'une cellule ne peut
donner naissance qu'à une cellule de même
nature. La cellule nerveuse engendrera une
cellule nerveuse, la cellule musculaire, une
cellule musculaire, etc., etc., mais il est une
*cellule type qui reproduit à son gré toutes
les autres.*

Lorsque la vie est transmise d'un être à un

autre être, la cellule primitive fournie par le liquide générateur possède virtuellement la faculté de donner naissance à des cellules de différente nature.

La puissance de la cellule

Puisque une fois différenciée, fixée comme type, la cellule ne peut plus retourner en arrière et fournir une cellule d'un autre genre que celui auquel elle appartient, c'est donc la cellule primitive qu'il faut choisir comme remède. C'est à elle qu'appartient la puissance régénératrice. Introduite dans l'économie, elle pourra rendre à tous les tissus la force première, réparer et reconstituer les organes.

C'est donc sur le principe de la régénération organique par la cellule primitive ou cellule séminale que s'était appuyé, lors des premières recherches, un savant aussi honorable qu'illustre, M. Brown-Séquard, qui pensa d'abord à employer le liquide procréateur humain. Cette hardiesse prêta à la raillerie; certains esprits pervertis parlèrent même de dépravation génésique.

L'illustre professeur modifia son système et le liquide réparateur est emprunté aujourd'hui non plus à l'homme, mais aux animaux.

D'autres objections se sont élevées. De quel droit conclure de l'homme à l'animal? Les substances empruntées à l'un ne sauraient convenir à l'autre, a-t-on ajouté. Les expériences tentées sur des animaux, appliquées en

suite à l'homme, donnent des résultats différents dans les deux cas.

Sans doute, il existe des distinctions frap-
pantes entre l'homme et l'animal ; mais ces
distinctions sont plus superficielles que profondes, si nous comparons seulement les deux
organismes.

Les organes des animaux diffèrent des organes de l'homme *surtout* par la forme, mais ils
ont les mêmes fonctions, et surtout la même
structure.

Les cellules qui les composent sont de même
nature ; une cellule nerveuse animale ne diffère
pas sensiblement de la cellule nerveuse humaine.

Il est difficile même de distinguer la cellule
musculaire de l'animal de la cellule musculaire de l'homme. Il en est de même de tous
les autres types de cellules. L'expérience est
venue fournir victorieusement la preuve de
l'identité des cellules dans la série des animaux
supérieurs, par l'identité des effets obtenus, à
quelque animal que la cellule séminale mâle
ait été empruntée.

Le docteur Brown-Séquard essaya le nouveau produit générateur sur lui-même.

Le caractère du savant offrait sans doute
des garanties suffisantes à la confiance générale ; mais on comprend aisément que si un
savant poursuit une idée, une théorie, il aura
pour tout ce qui s'y rattache une complaisance
sinon excusable du moins très facile à expliquer. Cette indulgence que nous avons pour nos

amis, à plus forte raison pour nous-mêmes peut intervenir ici pour ainsi dire malgré nous.

Avec l'expérimentation, cette influence de la paternité d'une idée n'est plus possible, le fait est là évident et palpable.

Le sujet était du reste très bien choisi. Épuisé par l'âge et plus encore par des travaux exagérés, Brown-Séquard était arrivé de très bonne heure à une décrépitude complète. La volonté seule vivifiait encore cette enveloppe usée. Mais laissons parler l'expérimentateur lui-même; la communication qu'il fit à la Société de biologie le 1er juin 1889 montrera toute l'étendue du mal et toute la puissance du remède.

« On sait, dit Brown-Séquard, que la castration faite dans l'enfance ou dans l'adolescence, chez l'homme, est suivie de modifications profondes de l'individu, au physique et au moral. On sait, en particulier à cet égard, que les eunuques vrais sont remarquables par leur faiblesse et leur défaut d'activité physique et intellectuelle. On sait aussi que des défectuosités analogues s'observent chez les hommes qui abusent des plaisirs sexuels. Ces faits, avec nombre d'autres, montrent clairement que les glandes génitales mâles fournissent au sang, soit par résorption de certaines parties de la liqueur séminale, soit autrement, des principes qui donnent de l'énergie au système nerveux et probablement aussi aux muscles. J'ai toujours cru que la faiblesse des vieillards est *en partie* due à l'amoindrissement des fonctions de leurs glandes génitales. En 1869, dans mon cours à la Faculté de médecine, m'occupant des influen-

ces que les glandes peuvent exercer sur les centres nerveux, j'ai émis l'idée que, s'il était possible d'injecter, sans danger, de la liqueur séminale
dans les veines des vieillards du sexe masculin
on pourrait obtenir chez eux des manifestations
du rajeunissement, à l'égard à la fois du travail
intellectuel et physique de l'organisme. Guidé par
cette idée, j'ai fait, en 1875, à Nahant, près de
Boston (Etats-Unis), un grand nombre d'expériences, parmi lesquelles une douzaine de vieux
chiens sur lesquels j'ai essayé vainement, excepté
une fois, de greffer de jeunes cobayes entiers ou
des parties de cobaye. Le succès que j'ai obtenu
dans un seul cas avait donné tout ce que je pouvais espérer d'expériences de cette espèce, c'est-
à-dire une confirmation des vues auxquelles
j'avais été rationnellement conduit ; mais les procédés expérimentaux étaient tels que tout essai
de ce genre sur l'homme était impossible.

« Depuis quelques années, j'ai conçu un autre
mode de recherches ; mais je n'ai pu commencer
à en faire l'essai qu'il y a cinq ou six mois. Des
expériences faites à cette époque sur de vieux
lapins, ayant bien démontré, d'une part, l'innocuité du procédé, et, d'une autre, l'importance de
son emploi, je me suis décidé à faire sur moi-
même des recherches qui me paraissent devoir
être, à tous égards, bien plus décisives que celles
faites sur des animaux.

« 1. *Exposé du procédé expérimental employé.* —
Ce procédé consiste en injections sous-cutanées
d'un liquide obtenu par le broiement de glandes
génitales mâles de chien, de cobaye, ou de taureau
avec l'addition d'un peu d'eau (de 2 à 3 centimètres cubes par glande). Ce liquide provenait de
trois sources : du sang, des veines orchitiques, liées

avant l'extirpation de la glande, du tissu propre des glandes génitales et de leur liqueur séminale contenue dans ces organes et dans leurs canaux excréteurs (1). Le liquide recueilli n'a été employé qu'après filtration, tantôt à travers un filtre en papier, tantôt à travers un filtre Pasteur.

« Les injections, au nombre de huit jusqu'aujourd'hui (1er juin), ont été faites les 15, 16, 17, 24, 29 et 30 mai dernier. La quantité moyenne de liquide par injection a été d'un centimètre cube environ, c'est-à-dire le cinquième ou le quart de ce qui était fourni par une glande après addition d'eau. Les trois premières injections ont été faites avec du liquide obtenu d'une glande génitale de chien de deux à trois ans, extrêmement vigoureux ; les autres avec du liquide provenant de plusieurs cobayes très jeunes ou adultes. Il me semble certain que le liquide organique du chien a été plus efficace que celui fourni par les cobayes, bien que le maximum des effets favorables ait été atteint le lendemain de l'emploi du liquide provenant des glandes génitales mâles d'un très jeune cobaye (2).

« Avant de faire ces essais sur moi-même, j'avais, — je n'ai guère besoin de le dire, — tout lieu de croire à l'innocuité du liquide que j'allais employer. En effet, en outre des expériences dont j'ai parlé, M. d'Arsonval avait fait, à ma prière,

---

(1) Liquide que nous appellerons désormais « Liquide ou extrait organique ».

(2) MM. Brown-Séquard et d'Arsonval emploient exclusivement aujourd'hui l'extrait orchitique du taureau et non plus du cobaye ; ils ont constaté (ainsi que les 1200 médecins cités plus loin) que le liquide orchitique de taureau est beaucoup plus actif et guérit quand les autres liquides ont échoué.

une vingtaine d'injections sous-cutanées de liquide organique, chez un très vieux chien, qui n'a jamais paru en souffrir d'une manière quelconque. Mais, quoi qu'il en soit à l'égard des expériences sur des animaux, j'ai reconnu, dès après le premier essai que j'ai fait sur ma personne, que, si l'injection du liquide dont je m'occupe est sans danger à beaucoup d'égards, elle peut, au moins, donner lieu à des troubles locaux et à des douleurs d'une extrême intensité. Au moment de l'injection, la douleur est légère et ne diffère guère de celle qu'occasionne, le plus souvent, l'emploi de l'atropine, de la strychnine ou de la morphine en injections sous-cutanées. Cette douleur cesse, en général, au bout de quelques minutes ou d'un quart d'heure au plus, mais elle revient bientôt et son intensité croît rapidement. Son degré maximum, acquis au bout d'une ou deux heures, persiste de cinq à douze heures ou même plus. C'est une sensation semblable à celle que donnerait une plaie assez étendue, avec un sentiment quelquefois très vif de cuisson. Dans une zone de peau qui est quadruple de celle qui recouvre le liquide injecté, on constate, avant l'absorption de celui-ci, un peu de gonflement, et une rougeur diffuse, érythémateuse, avec des stries d'angioleucite. Après une diminution très considérable, la douleur peut persister assez longtemps. Une des parties injectées est encore un peu douloureuse aujourd'hui 1er juin), sept jours après l'injection.

« Deux injections ont été faites au bras gauche; les autres aux membres inférieurs. La douleur a été bien moins vive au bras qu'aux jambes et à la cuisse.

« II. *Des effets produits par les injections sous-*

cutanées de liquide organique. — J'ai soixante-douze ans, depuis le 8 avril dernier. Ma vigueur générale, qui a été considérable, a diminué notablement et graduellement durant les dix ou douze dernières années. Avant les expériences dont je m'occupe, il me fallait m'asseoir après une demi-heure de travail debout, au laboratoire. Après trois ou quatre heures et même quelquefois après deux heures seulement de travail expérimental, au laboratoire, bien que je m'y tinsse assis, j'en sortais épuisé. En rentrant chez moi, en voiture, vers six heures du soir, après quelques heures ainsi passées au laboratoire, j'étais, depuis nombre d'années, tellement fatigué qu'il me fallait me mettre au lit presque aussitôt après un repas pris hâtivement. Quelquefois, l'épuisement était tel que, malgré le besoin de sommeil et une somnolence qui m'empêchait même de lire des journaux, je ne pouvais m'endormir qu'après plusieurs heures.

« Aujourd'hui et depuis le second jour et surtout le troisième après la première injection, tout cela a changé et j'ai regagné au moins toute la force que je possédais il y a nombre d'années. Le travail expérimental, au laboratoire, me fatigue fort peu maintenant. J'ai pu, au grand étonnement de mes assistants, y rester debout pendant des heures entières, sans ressentir le besoin de m'asseoir. Il y a quelques jours, après trois heures et un quart de travail expérimental debout, j'ai pu, contrairement à mes habitudes depuis plus de vingt ans, travailler à la rédaction d'un mémoire, pendant plus d'une heure et demie, après le dîner. Tous mes amis savent quel changement immense cela implique chez moi. Ils savent que, depuis un très grand nombre d'années, le travail après le dîner m'était impossible et que j'avais l'habitude de me coucher vers sept heures et demie ou huit heures du soir, et de me mettre au travail le matin, entre trois et quatre heures.

« Je puis aussi maintenant sans difficulté, et même sans y penser, monter et descendre des escaliers presque en courant, ce que j'avais toujours fait jusqu'à l'âge de soixante ans. Au dynamomètre, je constate une augmentation incontestable de la force des membres. A l'avant-bras, en particulier, je trouve que la moyenne des essais postérieurs aux deux premières injections est supérieure de 6 à 7 kilogrammes à la moyenne antérieure aux injections.

« J'ai pris comparativement, avant et après la première injection, la mesure du jet de l'urine, quant à la longueur du chemin qu'il parcourait pour atteindre la cuvette d'un water-closet, et j'ai trouvé que la moyenne de cette longueur, pendant les dix jours qui ont précédé l'injection, était inférieure d'au moins un quart à ce qu'elle est devenue depuis les deux premières injections. Ces expériences comparatives ont été faites après un repas qui a toujours consisté en aliments et boisson de même quantité et en même espèce.

« On sait combien les vieillards souffrent de la faiblesse des contractions du rectum. L'expulsion des matières fécales était devenue chez moi depuis une dizaine d'années, extrêmement laborieuse et elle était même presque impossible, sans l'emploi de purgatifs ou de moyens artificiels. Je faisais usage régulièrement de laxatifs, moins contre la constipation, qui n'était que rarement très considérable, que pour augmenter l'action motrice des parois intestinales. Dans les quinze

jours qui ont suivi jusqu'ici la première injection, un changement radical est survenu dans
l'axe réflexe de la défécation : d'une part, j'ai eu
bien moins besoin de laxatifs et, d'autre part,
l'expulsion des matières fécales, même grosses et
assez dures, a pu se faire sans a   tance mécanique et sans lavement. Ce retour à l'état normal
d'il y a nombre d'années est, avec le fait de la
puissance de me tenir debout pendant plus de
trois heures, sans fatigue notable, et sans avoir le
besoin de m'asseoir, ce qui prouve le mieux l'amélioration de la moelle épinière.

« J'ajoute que le travail intellectuel m'est devenu
plus facile qu'il n'a été depuis plusieurs années,
et que j'ai regagné, à cet égard, tout ce que
j'avais perdu. Je puis dire aussi que d'autres
forces qui n'étaient pas perdues, mais qui étaient
diminuées, se sont notablement améliorées.

« J'espère que d'autres physiologistes, d'un
âge avancé, répéteront ces expériences et montre-
ront si les effets que j'ai obtenus sur moi-même
dépendent ou non de mon idiosyncrasie person-
nelle. Quant à la question de savoir si c'est à une
sorte d'auto-suggestion, sans hypnotisation, qu'il
faille attribuer entièrement les changements si
considérables qui se sont produits dans mon organisme, je ne veux pas l'examiner aujourd'hui.
L'ouvrage si intéressant du Dr Hack Tuke (1) est
plein de faits montrant que la plupart des changements que j'ai observés chez moi, après les
injections que je me suis faites, peuvent être opé-
rés par la seule influence d'une idée sur l'organisme humain. Je ne veux pas nier qu'en partie,

____

(1) *Illustrations of the influence of the mind upon
the body.* Seconde édition. London. 1844. 2 vol. Cet
ouvrage, traduit en français, a été publié à Paris.

au moins, ce soit de cette manière que les changements ont eu lieu, mais comme ils sont survenus après l'introduction dans l'organisme de substances capables de les produire, il faut bien admettre que les injections ont tout au moins contribué à leur donner origine. »

Quinze jours après, le 21 juin 1889, M. Brown-Séquard apportait à la Société de Biologie cette seconde note qui accentuait encore la première :

« I. — Non seulement il n'y a pas à s'étonner que l'introduction dans le sang de principes provenant des glandes génitales mâles de jeunes animaux soit suivie d'une augmentation de vigueur, mais encore on devait s'attendre à obtenir ce résultat. En effet, tout montre que la puissance de la moelle épinière et aussi, mais à un moindre degré, celle du cerveau, a, chez l'homme adulte ou vieux, des fluctuations liées à l'activité fonctionnelle de ces glandes. Aux faits que j'ai mentionnés, à cet égard, dans la séance du 1er juin, je crois devoir ajouter que les particularités suivantes ont été observées un très grand nombre de fois pendant plusieurs années, chez deux individus âgés de quarante-cinq à cinquante ans. Sur mon conseil chaque fois qu'ils avaient à exécuter un grand travail physique et intellectuel, ils se mettaient dans un état de vive excitation sexuelle en évitant cependant le fonctionnement des glandes. Les glandes génitales mâles acquéraient alors temporairement une grande activité fonctionnelle qui était bientôt suivie de l'augmentation désirée de la puissance des centres nerveux.

« II. — Depuis ma première communication, je

no me suis fait que deux injections ae liquide organique provenant d'un animal adulte très vigoureux. Les effets locaux ont été les mêmes que ceux que j'ai déjà signalés. C'est le mardi 4 juin qu'elles ont été faites. Aujourd'hui, onze jours après ces dernières injections, j'ai encore tous les bons effets obtenus depuis les premières. L'inflammation et les douleurs causées par toutes les injections ont disparu depuis près d'une semaine. Il faut donc admettre que l'augmentation de puissance des centres nerveux peut durer très longtemps après la cessation des irritations locales causées par les injections. Je ne puis pas croire que la dynamogénie produite ne disparaîtra pas dans un temps assez court. Je me propose d'attendre que cette disparition ait eu lieu pour faire de nouveaux essais.

« III. — Il est évident que la douleur et l'inflammation locale, dont j'ai souffert après chaque injection, pourraient être diminuées d'une manière très notable par l'emploi d'un liquide plus étendu d'eau, et aussi par l'injection d'un demi-centimètre cube seulement au lieu du double. C'est ce que je me propose de faire lorsque je reviendrai à l'introduction sous la peau du liquide organique. Mais avant de faire ces nouveaux essais, j'aurai à employer un autre procédé, bien qu'il me paraisse devoir être inefficace.

« Je veux parler de l'injection du liquide organique dans l'intestin. Il est probable que je pourrai introduire dans la cavité rectale un liquide beaucoup moins irritant, à cause de la quantité d'eau que je pourrai lui adjoindre. Les effets irritatifs caux seront ainsi très notablement diminués, sinon annulés.

« IV. — Je n'ai pas besoin dire que les effets produits chez moi par les injections de liquide organique ne dépendent pas de changements organiques, mais de modifications nutritives ou d'effets purement dynamiques. C'est la moelle épinière surtout qui est influencée, dans toute sa longueur assurément, mais d'après toutes les apparences, un peu plus là ou se trouvent les origines des nerfs, des organes génitaux, de la vessie et du rectum.

« V. — En répétant fréquemment et avec persévérance pendant des mois entiers des injections de liquide organique, peut-être arriverai-je à changer organiquement l'état des muscles, des nerfs et des centres ner·veux? Je ne possède pas de faits capables de conduire à une solution *à priori* de cette question. J'ai toujours craint et je crains encore que le travail nutritif qui produit les changements organiques, que l'on sait exister depuis l'état primitif embryonnaire jusqu'à la mort par vieillesse, ne soit absolument fatal et irrésistible. Mais, de même que nous voyons des muscles ayant eu, par maladie, des altérations organiques considérables, regagner quelquefois leur état normal, de même les changements organiques plus ou moins profonds qui dépendent de la vieillesse pourraient aussi disparaître, permettant ainsi à ces tissus de revenir à un état organique semblable à celui de l'âge adulte. Cela est certainement possible, et il importe assurément, surtout en présence des résultats que mes expériences ont déjà donnés, de chercher à résoudre cette grande question. J'ajoute que, tout en crai-

gnant un échec, 1 y a lieu au moins d'espérer que
les injections de liquides organiques arrêteraient ou
diminueraient la vitesse des transformations dans
la structure des tissus, liées au progrès de l'âge.

« VI. — J'ai toujours professé que les glandes
à conduits excréteurs ont, comme les glandes
sanguines, la fonction de modifier le sang par une
sorte de travail sécrétoire intérieur. Pour le rein,
par exemple, alors qu'une inflammation ou d'autres maladies organiques l'ont atteint, je crois,
comme je le disais dans mon cours à l'École de
médecine, en 1869, que les phénomènes urémi-
ques, si variables, qui se produisent alors, peu
vent dépendre, en outre de l'élimination en quantité insuffisante de certains principes qui doivent
sortir du sang, de trois facteurs, qui sont : —
1° L'absence ou l'insuffisance d'une modification
chimique du sang, qui s'opère à l'état normal et
qui est analogue à celle exercée sur le sang par la
rate, la glande thyroïde, etc.; 2° l'existence de
modifications chimiques morbides du sang,
donnant à ce liquide une puissance délétère;
3° des influences morbides, exercées par les nerfs
du rein irrités, sur les centres nerveux et sur
nombre d'autres organes, par action réflexe. Les
glandes génitales mâles malades, ainsi que
je l'ai observé dans des cas d'orchite ou d'autres
affections de ces organes, peuvent, comme les
reins, donner lieu à des phénomènes morbides
dépendant de causes analogues à celles de l'urémie. Pour aujourd'hui, je n'ai à m'occuper que
d'un ou de deux de ces différents points. Quand
j'emploie le liquide organique dans mes injections
sous-cutanées, le principe actif provient-il de la
liqueur séminale ou de principes chimiques dépendant de modifications exercées sur le sang

par le tissu glandulaire, ou d'autres principes existant dans ce tissu lui-même? Je me propose d'étudier à part (et toujours sur moi-même) l'action de la liqueur séminale employée seule, celle du sang, des veinules glandulaires, et enfin celle du tissu des glandes génitales mâles après en avoir retiré autant que possible la liqueur séminale et le sang. Il y a non seulement à chercher ce qui produit les effets d'invigoration que j'ai signalés, mais aussi ce qui produit le travail inflammatoire si pénible que toute injection de liquide organique a causé chez moi jusqu'à présent. »

CHAPITRE III
La thérapeutique nouvelle

Cette communication causa une impression profonde non seulement dans le public médical, mais encore et surtout, dans le grand public des malades. Quoi! l'injection sous-cutanée du liquide produit par le broiement de glandes génitales mâles d'animaux rendrait à l'homme affaibli une grande partie de sa vigueur physique et morale! (Et quand nous disons l'homme nous n'entendons pas en exclure la femme; chose étonnante! ce traitement est encore plus efficace à la femme qu'à l'homme; il produit également des résultats merveilleux chez les enfants et les jeunes filles. Les observations de mes confrères et les miennes particulièrement citées à la fin de ce livre en donnent des preuves irréfutables.)

Au début, cette assertion fut accueillie par

un scepticisme moqueur et méprisant, scepticisme apparent du reste, car l'intérêt de toute
l'humanité était en jeu.

Il naissait une thérapeutique nouvelle
s'adressant dans le traitement des maladies à
leur cause physiologique, sapant le mal dans
sa racine et ne s'attardant plus à soigner le
symptôme de la maladie, simplement comme
la médecine classique qui croit traiter la maladie lorsqu'elle s'occupe seulement des phénomènes morbides accessoires et inconstants.

Le médecin, chez toutes les nations, par son
scepticisme même, ne recule devant aucune
expérience : ouvertement ou en cachette, le
liquide organique allait être expérimenté.

Brown-Séquard comprit du reste admira-
blement l'esprit de corps auquel il appartient;
il rendit l'expérimentation facile en donnant
dans les plus grands détails, le mode de préparation, de stérilisation, de filtration du liquide organique. Il en fournit à titre gracieux
à tous les médecins qui lui en demandèrent.

Après des expériences multipliées dans tous
les pays du monde, on put ainsi obtenir une
statistique sérieuse opérant sur des chiffres
très élevés, en s'appuyant sur des faits observés par des hommes de bonne foi et autorisés
que nulle pression d'intimité ou d'intérêt ne
pouvait influencer dans la recherche de la
vérité.

Le liquide organique ou extrait orchitique
retiré maintenant, non plus du cobaye, mais
du taureau, par MM. Brown-Séquard et d'Ar-

sonval, fut donné à plus de douze cents médecins, à charge par eux de fournir des notes et des observations sur les malades traités : le résultat fut merveilleux et probant.

En premier lieu les injections de suc organique, lorsqu'elles sont pratiquées avec toutes les précautions antiseptiques nécessaires ne présentent aucun danger — les douze cents correspondants ont pratiqué plus de deux cent mille injections sans aucun accident. La douleur a été dans certains cas assez vive mais passagère ; au plus dans quelques cas, a-t-elle persisté un jour ou deux. Plusieurs médecins russes ont noté un léger mouvement fébrile après les injections ; en France, cette légère élévation de température n'a été observée que chez deux malades.

En résumé, INNOCUITÉ ABSOLUE des injections de liquide organique.

Les résultats sont maintenant officiels et authentiques. Ils ont été communiqués à l'Académie des sciences plusieurs fois et en dernier lieu à la séance du 24 avril 1893, par MM. Brown-Séquard et d'Arsonval.

En voici le résumé :

Ataxie locomotrice 342 cas ; 314 guérisons ou améliorations. Autres scléroses médullaires 8 à 9 0/0 de guérisons ou améliorations.

Tuberculose pulmonaire 67 cas ; amélioration, 8 0/0.

Cancer 103 cas (cancers superficiels), amélioration dans presque tous les cas.

Paralysie agitante 27 cas ; 25 améliorations.

Diabète ; amélioration presque constante.

Beaucoup d'autres affections chroniques ont été guéries ou très améliorées dans presque tous les cas.

Toutes ces recherches conduisent à émettre les conclusions suivantes :

1° Bien que le liquide organique ne possède aucune influence curative directe sur les divers états morbides de l'organisme, il peut guérir ou améliorer considérablement les affections, organiques ou non, les plus variées, ou tout au moins en faire disparaître les effets.

2° Ces actions du liquide organique sont dues à deux espèces d'influences : par l'une, le système nerveux, gagnant en force, devient capable d'améliorer l'état dynamique ou organique des parties malades; par l'autre, qui dépend de l'entrée dans le sang de matériaux nouveaux, ce liquide contribue à la guérison d'états morbides par la formation de nouvelles cellules ou d'autres éléments anatomiques.

La tuberculose a fourni de beaux succès; sans rappeler les améliorations constatées par MM. Dumontpallier, Cornil, Hénocque, etc..., les malades observés en dehors des hôpitaux sont actuellement très nombreux; tous ont été améliorés, beaucoup d'une manière très remarquable, et, chez certains, l'amélioration générale et locale se maintient depuis longtemps déjà. Peut-on obtenir une guérison complète? Tout permet de l'espérer. Mais pour cela, il faut soigner longuement les malades et les garder longtemps en observation.

CHAPITRE IV

Les maladies chroniques

On le voit, c'est surtout à des maladies réputées jusqu'ici incurables, c'est-à-dire à la grande famille des maladies chroniques, que le liquide organique a été appliqué : anémie, épuisement, neurasthénie, affaiblissement nerveux, maladies de la moelle, cancer, ataxie, paralysie, diabète, tuberculose, etc. J'ai obtenu moi-même, dans le traitement de ces m aladies, un grand nombre de succès ainsi que le prouvent les nombreuses observations figurant à la fin de ce traité.

Jusqu'ici la médecine pratique était restée désarmée *contre les maladies chroniques*, et cela pour bien des *motifs :* d'abord la médecine classique, efficace contre des affections qui n'ont pas encore opéré la désorganisation des tissus, reste impuissante à guérir les maladies chroniques ; un deuxième obstacle provient du manque de confiance, qui est aujourd'hui la disposition dominante des malades ; de l'irrégularité avec laquelle les traitements sont suivis et de ce que le plus souvent les médications sont insuffisantes ou de trop courte durée.

Le traitement par le liquide organique évite toutes les causes d'erreur et d'insuccès de la thérapeutique ordinaire, il s'adresse à l'origine même de la maladie : *il refait l'organe, il reconstitue les tissus.* Ce n'est pas une médecine de symptômes, mais une *médecine de compensation ;* il crée des cellules et facilite la formation de cellules nouvelles destinées à remplacer les cellules stériles, usées et nuisibles : *il crée dans l'être malade un autre être jeune, vigoureux ou bien portant.*

Effets sur l'organisme

Comment agit dans l'organisme humain le liquide organique ? Peut-être serait-il plus sage de s'en tenir à la raison donnée par Molière dans le *Malade imaginaire* au sujet de la propriété soporifique de l'opium. On a beaucoup ri de la réponse à la question : « Pourquoi l'opium fait-il dormir ? Parce qu'il a une vertu dormitive. »

Le liquide organique régénère incontestablement les organes, mais il est de mode aujourd'hui de chercher en outre le pourquoi et le comment des choses. On a donc voulu expliquer physiologiquement l'action du liquide séquardien. La recherche a été longtemps vaine. Des adversaires timides du système ont voulu soutenir que l'effet du liquide était seulement tonique et qu'il n'agissait qu'à ce titre sur la substance nerveuse. Les injections fortifieraient seulement l'appareil de l'innervation en le rendant moins irritable et en en régularisant le fonctionnement.

Les résultats obtenus ne peuvent être rapportés à cette seule action neurasthénique, car alors le liquide séquardien ne serait palliatif ou curateur que dans des affections bénignes du système nerveux, sans lésions de la substance nerveuse, comme dans certaines neurasthénies, certaines hystéries, certaines épilepsies et certaines chorées.

Mais, au contraire, ce liquide est particulièrement souverain contre les lésions organiques de la substance nerveuse : l'ataxie locomotrice, la paralysie, dans des maladies désorganisatrices comme le cancer, le diabète, la tuberculose pulmonaire, etc.

On est donc forcé d'admettre que le mode curateur du liquide organique est tout autre, que son action consiste dans son *pouvoir* de multiplication cellulaire.

Sans doute, c'est un excitateur puissant des diverses activités vitales. Il régularise la température du malade, augmente la force des battements du cœur et la tonicité des parois vasculaires, il améliore la nutrition générale; mais il fait plus, il guérit des lésions anciennes et graves et ne peut arriver à ce résultat qu'en remplaçant l'élément malade par l'élément sain.

CHAPITRE V
La vraie méthode

A peine la méthode de Brown-Séquard est-elle sortie des langes de la théorie pour marcher glorieusement dans la voie pratique que des imitateurs ou du moins des modificateurs de la méthode ont surgi en foule. M. Brown-Séquard lui-même avait du reste prévu l'extension de sa méthode en traçant de main de maître la voie des recherches fructueuses. On voit apparaître clairement son idée primordiale dans sa publication de juillet 1891 (*Archives de physiologie normale et pathologique*, p. 491, Masson, éditeur). Pour ne pas en affaiblir l'importance, nous allons citer textuellement :

Recherches
sur les Extraits liquides retirés des Glandes
ET D'AUTRES PARTIES DE L'ORGANISME
et sur leur emploi, en injections sous-cutanées, comme méthode thérapeutique
Par MM. BROWN-SÉQUARD et A. D'ARSONVAL.

I. — *Introduction*
« L'un de nous a montré que les glandes géni-

tales mâles produisent deux sécrétions qu'il importe de bien distinguer l'une de l'autre : l'une externe, la liqueur séminale qui, par son germe, possède une fonction bien connue, l'autre interne, pénétrant dans le sang avec les principes chimiques de désassimilation nutritive de la glande. Il a exposé dans son cours à l'Ecole de médecine de Paris, en 1869, l'idée que toutes les glandes, qu'elles aient des conduits excréteurs ou non, donn... au sang des principes utiles dont l'absence se fait sentir quand elles sont extirpées ou détruites par une maladie. Dans ses premières publications sur les effets de l'absence d'action des glandes génitales mâles, et sur l'emploi d'injections sous-cutanées de sucs dilués par de l'eau et retirés de ces organes, il a proposé d'employer le même procédé à l'égard des autres glandes (Voyez spécialemen t *Comptes rendus de la Soc. de Biol.*, 1889, p. 421-22). Depuis lors nous avons pensé que tous les organes non glandulaires sont semblables aux glandes et que chaque partie élémentaire distincte dans l'organisme est un lieu de production de quelque chose d'utile à nombre d'autres parties, sinon à toutes. Nous avons de plus proposé d'employer chez l'homme, en injections sous-cutanées, dans le cas où manque l'action d'un organe, les liquides extraits de ce même organe, pris chez des animaux en bonne santé.

II. — *Sécrétions internes des glandes et des différents tissus de l'organisme.*

« Les arguments sont maintenant surabondants, qui établissent que les glandes produisent quelque chose d'utile à l'organisme, et que l'on peut, quand leur action fait défaut, la remplacer à l'aide d'injections de sucs dilués, retirés d'organes similaires pris chez des animaux sains. La démonstration est complète quant aux glandes génitales mâles et aux ovaires.

Pour une autre glande, la thyroïde, la preuve est complète aussi grâce aux expériences de M. G. Vassale (*Rivista sperim. di frenatria et di medicina legale*, vol. XIV, fasc. IV, 1890, p. 439) et surtout de M. E. Gley (*Comptes rendus de la Soc. de Biol.*, 24 avril 1891, p. 250). Ce dernier, dont l'habileté et l'ingéniosité comme expérimentateur sont bien connues, a fait, sur des chiens ayant eu l'ablation de la thyroïde, des expériences dont voici les résultats : Sur un chien présentant déjà, depuis vingt-quatre heures, par exemple, des accidents graves : marche titubante ou même impossibilité de se tenir debout, contractions violentes et incessantes de tous les muscles, polypnée, etc., on fait une injection intra-veineuse d'un liquide dilué, extrait du corps thyroïde (d'un chien ou d'un mouton), et l'on voit, *au bout de quelques minutes*, ces accidents disparaître. Peu à peu les accès convulsifs diminuent d'intensité et bientôt cessent complètement, la respiration reprend son rythme normal, la paralysie des extenseurs disparaît, l'animal se tient debout, marche bien, ou en d'autres termes, recouvre l'état normal. Le plus souvent, cependant, les accidents reparaissent le lendemain, mais on peut alors encore les faire cesser par une nouvelle injection.

« Ainsi le suc thyroïdien peut, comme le suc organique, produire avec une promptitude vraiment extraordinaire, des effets considérables, en donnant au sang ce qui lui manquait.

Nous savons que les fonctions des glandes peuvent persister, même lorsqu'il ne reste qu'une partie très minime de ces organes. C'est ce qui a été constaté pour la thyroïde, le pancréas et le rein. Le fait est accepté maintenant par tous les chirurgiens pour la thyroïde, et l'on tente toujours, par suite de cette donnée, s'il y a une partie saine, de la laisser, quand on pratique la thyroïdectomie. A l'égard du pancréas, les expériences de von Mering et Minkowsky (*Corr. Blatt f. Schweizer Aertze*, 15 octobre 1889, n° 20, p. 611) ont bien démontré que l'ablation de cet organe, chez le chien, n'est pas suivie de diabète, lorsque même un seul petit morceau de la glande est laissé en place ayant encore ses connexions vasculaires. M. Hédon a confirmé ce fait dans un excellent mémoire des *Archives de médecine expérimentale* (janvier 1891, p. 60). La ligature du canal de Wirsung, l'injection de paraffine dans ce conduit excréteur, ne causent pas de diabète, ce qui montre que si la sécrétion externe est supprimée plus ou moins complètement, la secrétion interne continue. Quant au rein, M. Tuffier a bien montré que des parties considérables de cet organe peuvent être enlevées, chez le chien, sans qu'il y ait le moindre changement dans l'équilibre physiologique général, les urines restant normales (*Bull. de la Soc. anat.*, 1890, p. 22).

« On a réussi à empêcher ou à faire cesser la cachexie strumiprive en greffant des portions de glande thyroïde à la paroi interne de l'abdomen. On réussirait problablement à faire disparaître le diabète maigre qui, — comme l'ont montré M. Lancereaux et d'autres médecins, — est lié à une maladie ayant détruit le pancréas si l'on faisait, avec des morceaux de cette glande pris chez un chien, la même opération qui a eu du succès avec des parties de la thyroïde. Mais il serait bien mieux de faire des injections sous la peau, ou dans la cavité péritonéale, du suc obtenu par la trituration du pancréas, et dilué. Nous dirons tout à l'heure que ce suc, traité d'une certaine manière, n'est pas dangereux, injecté sous la peau.

« Parmi les autres glandes, il y en a une qui a été l'objet de très nombreuses recherches de la part de l'un de nous en 1856 (voy. surtout *Archives gén. de médecine*, oct. 1856, vol. 8, p. 385 et 572). Il s'agit des capsules surrénales, qui, d'après ce qu'il a constaté tant de fois, ne peuvent être extirpées, l'une après l'autre immédiatement, sans que la mort arrive après une période de temps qui n'est que le cinquième ou le sixième de la longueur de survie après l'ablation des deux reins, d'où il paraissait résulter que ces organes sont au moins aussi essentiels à la vie que les glandes rénales. Il a été trouvé par d'autres observateurs que l'ablation d'une capsule, faite longtemps après l'extirpation de l'autre, n'est pas promptement fatale, et on a même cru que la vie pouvait durer indéfiniment sans trouble aucun dans ces circonstances. C'est là une très grande erreur, comme l'ont surtout montré les recherches si remarquables de Tizzoni (In *Zieglers' Beitrage zur pathol. anat.* etc., vol. VI, 1889) et de H. Stilling (*Revue de médecine*, vol. X, 1890). Des altérations organiques des centres nerveux et surtout de la moelle épinière surviennent très lentement et amènent la mort. Il est clair, conséquemment, qu'en l'absence des produits de sécrétion des capsules surrénales, la nutrition des centres nerveux est profondément altérée, d'où suivent des états morbides organiques capables de causer la mort.

« Nous nous sommes toujours étonnés que les
chimistes n'aient pas fait des analyses du sang
surtout de toutes les glandes et des autres principaux organes. Ils se sont bornés à faire des analyses comparatives du sang arrivant au foie, au
rein, aux poumons, à la rate et à un ou deux
autres organes, et du sang qui revient de ces
parties, négligeant le reste de l'économie (organes ou tissus). Il ressort clairement de ces analyses quant à l'un au moins des viscères que
nous avons nommés, — le foie, — qu'en outre de
la sécrétion externe de cet organe, il produit une
sécrétion interne très importante et dont l'absence
doit être une des sources des manifestations morbides coexistant avec la jaunisse, d'où il suit que
que dans cette affection, il serait important d'injecter sous la peau du malade du liquide retiré
du foie sain d'un animal, et préparé comme le
liquide organique.

Legallois fils a essayé d'établir que le sang
veineux varie dans les divers organes (*Œuvres de
C. Legallois*, édition Pariset, 1824, vol. II, p. 113-
250). Sa démonstration est insuffisante ; mais les
faits qu'il a rapportés, et d'autres qu'il ne con-
naissait pas et que nous mentionnerons dans un
autre travail, ne laissent aucun doute sur l'existence d'une sécrétion interne, spéciale à chacun
des tissus de l'organisme.

La méthode thérapeutique nouvelle que nous
proposons ne comprend pas seulement l'emploi
de liquides retirés des diverses glandes, mais
aussi de tous les tissus spéciaux non glandulaires. Nous savons aujourd'hui que les micro-orga-
nismes, qui ne sont au fond que des êtres mono-
cellulaires très simples, agissent surtout par
leurs produits solubles, et avec une activité pro-

digieuse. La cellule vivante, quel que soit le tissu auquel elle appartienne, doit certainement, elle aussi, sécréter des produits dont l'activité peut n'être pas moindre. Ces produits solubles spéciaux pénètrent dans le sang et viennent influencer, par l'intermédiaire de ce liquide, les autres cellules ou éléments anatomiques de l'organisme. Il en résulte que les diverses cellules de l'économie sont ainsi rendues solidaires les unes des autres et par un mécanisme autre que par des actions du système nerveux.

« Les sécrétions n'ont pas lieu seulement par les glandes. On sait parfaitement que le périoste sécrète les matériaux formateurs de l'os; que le bout central d'un nerf coupé sécrète des éléments formateurs d'un nerf; qu'un cristallin extirpé peut être remplacé par un nouveau cristallin sécrété par la membrane d'enveloppe de ce corps; que nombre d'autres tissus peuvent, après altération ou extirpation partielle, être régénérés par les parties normales qui restent; que l'ovule ou les parties de la muqueuse utérine où il s'implante secrètent les matériaux qui vont former le placenta, etc. Il est donc évident que les tissus non glandulaires peuvent fournir des sécrétions comme les glandes.

« Une expérience ancienne de l'un de nous montre bien, dans un cas particulier (la reconstitution du sang après les hémorrhagies), le rôle sécréteur de certaines cellules (A. D'ARSONVAL. Sur la reconstitution du sang après les hémorrhagies *Comptes rendus De la Soc. de biol.*, 14 février 1880). Si on provoque chez le chien une hémorrhagie abondante, et qu'on reprenne peu de temps après du sang à l'animal, on constate que ce sang reste fluide et donne à peine de la fibrine (pseudo-fibrine de Magendie); mais, en revanche, on y trouve beaucoup de peptones et une grande quantité de ferments divers, contrairement à ce qui a lieu dans le sang normal. Les cellules se sont hâtées de reconstituer la partie liquide du sang en produisant une sorte d'auto-digestion de tous les tissus, car le même phénomène a lieu si on ligature préalablement la veine-porte, de façon à empêcher la pénétration dans le sang des ferments venant des organes de la digestion.

« Il y a tout lieu de croire que les parois des capillaires sont, elles aussi, des glandes à sécrétion interne, car, ainsi que l'a montré l'un de nous, les globules du sang se forment dans ces conduits, dans nombre de parties (poumons, reins, foie, membres, etc.), lorsqu'ils ne contiennent plus trace de sang, après avoir été lavés complètement par une solution de sulfate de soude (voy. les Notes de M. Brown-Séquard, dans les *Comptes renpus de la Soc. de biol.*, 1885, p. 285 et 307).

« Les muscles, comme les autres organismes, donnent, par sécrétion interne, des principes qui, certes, pourraient être utilisés. Les effets produits par le suc musculaire en injections sont radicalement différents, suivant que ce suc est employé à froid et aseptisé par l'acide carbonique, ou, au contraire, qu'il a été porté préalablement à l'ébullition. M. d'Arsonval a trouvé que, sous l'influence de l'extrait musculaire liquide de lapin, injecté après stérilisation à froid, chez des grenouilles, les muscles ont donné au myographe des contractions beaucoup plus fortes que celles obtenues après injection de ce même extrait bouilli; l'excitation électrique étant, bien entendu, de la même force dans les deux cas.

« Un champ immense s'ouvre aux praticiens
qui voudront employer des liquides extraits des
divers tissus et organes comme moyen thérapeutique. Il nous suffira de dire qu'en outre des
cas si nombreux de débilité due à une cause
quelconque, où le liquide organique doit être
employé, un très grand nombre d'autres liquides
organiques devraient être essayés. Ainsi, par
exemple, on pourrait se servir, dans les cas de
myxœdème, de goître exophtalmique ou après
la thyroïdectomie, du liquide thyroïdien ; dans les
cas de maladie d'Addison, le liquide des capsules
surrénales ; dans les cas de diabète maigre, le
liquide du pancréas ; dans les cas de leucocythé-
mie, le liquide des glandes lymphatiques, de la
rate et de la moelle des os ; dans les cas d'anémie, le liquide de ces deux dernières parties ;
dans les cas où les muscles sont flasques, amin-
cis et faibles sans qu'il y ait d'affection nerveuse,
le liquide musculaire ; dans les cas de faiblesse
par anémie locale ou générale des centres nerveux, du liquide de ces centres en même temps
que du liquide organique ou ovarique, etc. »

Les expériences

On a fait des injections avec un grand
nombre de liquides organiques ; les recherches les plus récentes ont paru démontrer
que certaines glandes : glande thyroïde, pancréas, etc., ont aussi des sécrétions internes
et qu'elles jettent directement dans le sang des
substances jouant un rôle considérable dans
la nutrition générale.

Gley et Vassale ont fait, comme le cite
M. Brown-Séquard, des expériences qui

montrent que chez le chien il est possible dans beaucoup de cas d'empêcher ou d'arrêter les accidents mortels qui suivent l'extirpation du corps thyroïde, par l'injection du suc extrait de cette glande.

De nombreux médecins ont déjà traité aussi avec succès une maladie grave : le myxœdème, par les injections du suc thyroïdien. La maladie a paru s'améliorer et même guérir aussi bien chez l'adulte que chez l'enfant ; mais M. Bouchard ne croit qu'à une amélioration passagère.

Des expériences poursuivies par MM. d'Arsonval, Abelous, Langlois, montrent que l'injection de suc extrait des capsules surrénales peut être utile dans les cas de maladie bronzée.

M. Dieulafoy a injecté du suc extrait de la substance corticale du rein dans un cas de suppression de l'émission de l'urine et d'urémie comateuse avec sueur d'urée. Après une amélioration passagère, le malade succomba.

La transfusion nerveuse

Enfin, MM. Comby et Dieulafoy ont expérimenté les injections de suc pancréatique dans le diabète maigre. Mais le procédé le plus connu après celui de M. Brown-Séquard est celui mis en pratique par M. Constantin Paul qui, se basant, dit-il, sur des expériences de M. Babès, a essayé les injections du liquide produit par la macération dans la glycérine de la substance grise du cerveau de mouton. Ce liquide doit être stérilisé suivant la méthode ordinaire et employé à froid. Pour le préparer, on prend 15 grammes de substance grise qu'on divise et qu'on fait macérer pendant 24 heures dans 75 grammes de glycérine pure. On ajoute ensuite 75 gram. d'eau et l'on stérilise avec l'appareil d'Arsonval. On peut encore faire macérer une partie de substance cérébrale dans 5 parties d'eau salée à 12 0/0. M. Constantin Paul a donné à ce procédé modifié de celui de M. Brown-Séquard le nom de *transfusion nerveuse.*

Les injections sont faites avec les précautions habituelles : on introduit de 1 à 5 gram. de liquide. Le traitement peut être continué longtemps. Ces injections sont suivies de la diminution des symptômes de faiblesse et d'impotence musculaire et les effets sont excellents sur la plupart des neurasthéniques. Toutes les fonctions s'exécutent de plus en plus facilement et l'appétit renaît très vite. Dans l'ataxie, on observe souvent la disparition ou l'amélioration des troubles génito-urinaires, des troubles gastriques, des douleurs fulgurantes et enfin de l'incoordination des mouvements.

M. Dufournier a recueilli les observations de tous les malades qui ont été injectés en 1892 dans le service de M. Constantin Paul ; les résultats sont assez faibles : 16 malades sur 86 ont été guéris ou améliorés ; cette faiblesse dans l'ensemble des résultats tient à deux causes : le milieu opératoire de l'hôpital, toujours défectueux et la préparation du liquide, préparation que M. Constantin Paul ne fait pas lui-même et qui est absolument insuffisante.

Nos propres expériences

Nous avons commencé nos expériences avec la substance grise à peu près à la même époque que M. Constantin Paul et nos succès aussi constants que brillants prouvent que la réussite est entièrement due à notre mode opératoire et à la préparation de notre liquide. Nos observations, que l'on trouvera à la fin de ce livre, nous donnent le plus grand espoir et une immense confiance dans cette méthode.

M. Cullerre a vu les injections de substance grise améliorer la nutrition des aliénés. M. Maréchal a confirmé pour la neurasthénie les merveilleux résultats que nous avons obtenus et enfin M. Tripet a vu les injections de substance nerveuse améliorer beaucoup l'état d'un vieillard arrivé à la cachexie.

Un nouveau liquide est sur le point d'entrer encore dans la médecine hypodermique, c'est la *nucléine*. On désigne sous ce nom une série de substances organiques qui ont été extraites des noyaux de certaines cellules, celles de la pulpe, de la rate, par exemple; on la retire aussi du jaune d'œuf, de la bière, du liquide de la rate, du résidu insoluble de la digestion pepsique, de la caséine. Cette substance se présente sous la forme d'une poudre incolore ou jaunâtre, insoluble dans l'eau et dans l'alcool, soluble dans les alcalins étendus et à la longue dans l'eau bouillante.

La nucléine a été étudiée par le professeur Germain Sée qui, à la séance de l'Académie de médecine du 9 mai 1893, a fait connaître les propriétés de ce nouveau produit.

L'injection hypodermique de la nucléine est bientôt suivie d'un phénomène très curieux : la multiplication des globules blancs lesquels peuvent doubler de nombre. La nucléine est étudiée ici au point de vue de la résistance contre les maladies infectieuses ; si on se rappelle que les globules blancs ou leucocytes sont phagocytes, c'est-à-dire s'emparent des cellules microbiennes, les englobent, les mangent en quelque sorte, on comprendra l'importance d'un médicament qui nous permet de doubler le nombre de nos défenseurs contre l'invasion bacillaire. De cette communication remarquable, nous retenons ce fait :

Des cellules, ou le liquide qui les procrée, introduites dans l'organisme hûmain peuvent se multiplier et donner naissance à des millions de cellules dont la présence modifie profondément l'état de résistance de l'individu.

Ce qui est vrai pour les globules blancs doit l'être pour les globules rouges, les cellules osseuses, nerveuses, musculaires, etc. La partie si controversée dans la méthode de Brown-Séquard — la multiplication possible des cellules organiques, quel que soit leur type, par la cellule séminale mâle ou le liquide qui les crée, *devient* d'après les expériences de Germain Sée une réalité scientifique.

Avant de terminer cette revue des procédés qui ont surgi en foule depuis la célèbre découverte de Brown-Séquard, nous devons en mentionner un nouveau ; l'auteur, le Dr Chéron, en a fait le sujet d'une communication à l'Académie de Médecine. Ce procédé d'injections hypodermiques a semblé d'abord séduire un grand nombre d'esprits par sa simplicité et les vues théoriques qui en découlent. Il consiste à injecter sous la peau une quantité *considérable* (jusqu'à 120 gr.) d'un liquide dont la composition se rapproche du sérum naturel; ce sérum artificiel est plus riche en sels de soude que le sérum ordinaire.

D'après l'auteur on obtiendrait les mêmes résultats physiologiques qu'avec les injections du liquide organique de Brown-Séquard.

Le Dr Chéron prétend même que « toutes les injections hypodermiques produisent une série d'effets physiologiques et thérapeutiques identiques, quel que soit le liquide introduit sous la peau, à cette double condition qu'il ne possède aucun pouvoir toxique et qu'il n'exerce aucune action locale nocive ».

Il semble d'après l'énonciation de cette loi qu'il suffit d'injecter de l'eau sous la peau pour obtenir le résultat désiré, la guérison d'une maladie. Mais il n'en est rien et tout en affirmant que la composition du liquide et sa nature importent peu, le Dr Chéron nous apprend qu'il a dû chercher longtemps à composer un liquide réunissant certaines conditions et entre autres celles de se rapprocher de la composition du sang.

Par ce fait, l'auteur de ce nouveau procédé avoue donc que la nature et la composition du liquide injecté importent beaucoup; s'il en est ainsi où trouver un liquide plus parfait que l'extrait organique procréateur de Brown-Séquard; est-il possible à l'esprit humain d'inventer la formule d'un liquide possédant le pouvoir mystérieux de créer la cellule et de renouveler celles qui existent déjà?

Les injections hypodermiques du Dr Chéron agiraient surtout sur l'organe central de la circulation, le cœur, dont elles régulariseraient les fonctions, et sur la circulation même en relevant la tension artérielle. La tension artérielle! Voilà, pour le Dr Chéron, le criterium de l'application de sa méthode. Toutes les fois que la tension artérielle est anormale, il applique d'une façon constante ce nouveau procédé. Si la tension artérielle est normale ou se rapproche de la normale, il n'y a plus de traitement par sa méthode; il en arrive de la sorte à traiter les maladies les plus diverses et même souvent les maladies justiciables de la chirurgie.

Le système, on le voit, est séduisant : simplicité, dit l'auteur, absence de danger, théories physiologiques bien établies conduisant à des lois claires. Mais toute médaille a son revers, et après les avantages de la méthode il nous faut examiner ses inconvénients.

Le liquide n'est pas dangereux, affirme le Dr Chéron; cependant étant donné la proportion assez forte d'acide phénique contenu dans le liquide de l'injection, on pourrait craindre avec raison, si la proportion de liquide devenait considérable, (60 à 120 gr.) de voir naître, les symptômes assez graves de l'intoxication phéniquée : urines noires, etc.

L'opération de la transfusion du sérum est longue et compliquée. Le liquide doit être obtenu chimiquement pur, ce qui est assez difficile et ne peut être fait quepar certains [phar-maciens spécialistes. Avant de l'employer, il faut le chauffer et le porter à la température voulue; l'injection doit être faite très lentement, de façon à n'injecter que 5 gr. de liquide par minute; une injection de 120 gr. durerait environ une demi-heure. Cette injection ne peut-être faite que par un médecin, et, disons plus, par un médecin habitué à manipuler ces sortes d'appareils spéciaux à injections. Sous peine de douleurs atroces le liquide doit être introduit sous la peau par poussée régulière et continue, sans secousse et sans arrêt brusque. Ces injections doivent être suivies d'un massage fait avec art pour favoriser l'absorption du liquide ; un massage mal fait cause dans le tissu sous-cutané des indurations interminables.

Enfin, les appareils opératoires destinés à faire connaître la tension artérielle et à effectuer la transfusion du sérum, sont très coûteux, d'un maniement difficile, c'est dire que le procédé ne tombera jamais dans le public et qu'il ne pourra jamais être appliqué sous la forme d'injections hypodermique par le malade lui-même. Du reste, d'après les aveux du Dr Chéron lui-même, ce procédé ne produirait pas d'effets nouveaux. On pourrait donc conclure de là que le sérum ne donne pas tous les résultats obtenus par le liquide de Brown-Séquard et il n'est pas encore définitivement prouvé que ces effets se maintiennent longtemps et surtout que ce liquide soit réparateur des lésions des tissus comme l'est le liquide séquardien.

En outre, nous constatons que les améliorations produites proviennent de l'augmentation de la tension artérielle, tension qui est abaissée dans beaucoup de maladies mais qui est aussi surélevée dans un très grand nombre, telles que l'artério-sclérose, l'angine de poitrine, le saturnisme, l'insuffisance aortique, etc., etc.

Il en résulte que le côté pratique de cette méthode fait absolument défaut.

Dans son ouvrage, fort bien écrit du reste, le Dr Chéron tenant à prouver que la nature du liquide à injecter ne joue aucun rôle dans les effets produits, affirme que ces effets ne sont que le résultat de l'injection hypodermique.

Or, Brown-Séquard lui-même a préconisé l'emploi des lavements de suc organique comme produisant des guérisons et des améliorations aussi rapides et aussi sûres que celles provenant des injections hypodermiques et les observations publiées à la fin de mon ouvrage en sont des preuves irréfutables. J'ai fait moi-même des expériences avec un sérum différent un peu de celui du Dr Chéron et par la transfusion rectale, j'ai obtenu de bons résultats, mais j'ignore s'ils se maintiendront. On peut cependant affirmer à priori que si les effets sont durables par les injections hypodermiques ils le sont forcément avec mon système c'est-à-dire par l'injection rectale.

Il est préparé sous ma surveillance un sérum artificiel qui présente une garantie *absolue d'innocuité* et qui sera délivré aux médecins et au public sous le nom de *Sérumine*. Ce sérum peut *indistinctement* être appliqué en injections hypodermiques ou par la voie rectale.

En résumé, il y a assez de temps que l'on expérimente les injections de liquides orchitiques et cérébraux pour que l'on puisse poser des conclusions positives.

Application de la méthode

Sans doute, la méthode de Brown-Séquard, comme toute méthode nouvelle, est perfectible; mais les modifications et les améliorations ne doivent porter que sur l'application de la méthode.

Il ne faut rien changer à la nature du liquide employé, le liquide organique possédant la faculté de procréer la cellule type qui peut engendrer, par transformations successives, toutes cellules nécessaires à l'organisme. Ce liquide possède une double propriété, celle de créateur et de transformateur ; il peut à la fois, nous le répétons, donner naissance aux différentes espèces de cellules et provoquer la reproduction et la multiplication de toutes celles qui existaient déjà et qui étaient devenues stériles ou nuisibles.

Le liquide extrait de la substance cérébrale n'a qu'une propriété spéciale bien déterminée qu'il tient de l'influx nerveux et qu'il transmet directement au système nerveux. Il n'est pas un liquide procréateur, c'est un tonique qui possède seulement la faculté de provoquer la reproduction, la multiplication des cellules nerveuses : il ne s'applique qu'à une maladie, ou à un groupe de maladies : il ne doit pas être confondu avec le liquide orchitique qui a une action générale, amène la guérison de presque toutes les maladies et surtout des maladies nerveuses ou celles produites par les lésions et les altérations du système nerveux.

L'introduction des médicaments

Les modifications doivent, à mon avis, porter sur les détails : le mode d'introduction du liquide, le lieu d'élection de la piqûre, l'outillage et l'origine du liquide procréateur ou transformateur.

Il existe pour l'introduction des médicaments dans l'organisme trois voies principales : *l'estomac, le rectum, la peau.*

On connaît la multiplicité, les détours de la voie stomacale. La substance introduite doit parcourir dans toute sa longueur le tube intestinal

tinal, subir toutes les influences des sécrétions glandulaires : salive, suc gastrique, bile, suc pancréatique et intestinal. De telle sorte que la substance se modifie tellement en route, qu'elle arrive au bout de sa course totalement modifiée.

D'autre part, la puissance digestive du suc gastrique est telle, qu'il est au moins possible sinon probable, que le liquide organique soit dénaturé pendant un séjour dans l'estomac et même digéré. Aussi, a-t-on renoncé à son introduction par la voie stomacale.

Restent les deux autres voies : *voie sous-cutanée, voie rectale.* On sait depuis longtemps qu'une substance introduite dans l'économie par une piqûre se répand plus facilement et plus rapidement dans tout le corps que lorsqu'elle y pénètre par la voie stomacale. On l'avait constaté surtout à la suite de la morsure des serpents : le venin absorbé par l'estomac ne produit sur l'individu aucun effet consécutif nuisible tant il est profondément modifié ou lentement distribué à l'organisme. Si le venin est glissé sous la peau par la morsure, le poison conserve toute sa virulence, en raison de sa transmission à l'état intact et de son absorption rapide.

CHAPITRE VII
L'absorption rectale

L'absorption par la voie rectale est de connaissance plus nouvelle. Elle a été étudiée au point de vue médicamenteux et l'on a été

frappé de la rapidité avec laquelle la voie rectale conduit les substances qui lui sont con-
fiées jusqu'au torrent circulatoire. C'est que
l'absorption n'est pas une fonction comme la
respiration ou la digestion, c'est un acte physiologique, presque mécanique même, n'exigeant aucun appareil spécial bien déterminé,
mais appartenant à tous les tissus vivants.
C'est un phénomène très général, caractérisé
par la pénétration des substances à travers les
membranes limitantes de tout l'organisme.
Cette pénétration se prouve aisément par des
expériences faites sur des animaux. Des matières colorantes (garance, etc.), introduites
dans l'organisme, vont teindre les os en rouge.
Un jour à l'Hôtel-Dieu, il y a plus de cent ans,
se trouvait dans le service de Desault un malade qui ne pouvait pas ouvrir la bouche; on
lui introduisait dans les narines une sonde
devant arriver à l'œsophage ou conduit sto-
macal et par cette sonde on versait les liquides
destinés à la nutrition. On sait que l'œsophage
qui mène à l'estomac et la trachée qui com-
munique avec les poumons, viennent s'ouvrir
tous deux béants à l'arrière-bouche et chemi-
nent ensuite parallèlement. Un matin la sonde
mal conduite entra dans la trachée au lieu de
pénétrer dans l'œsophage; le bouillon fut versé
dans la sonde : on s'aperçut alors de l'erreur.
Effrayé de sa maladresse, l'opérateur crut le
malade perdu; il n'en fut rien, le bouillon fut
absorbé par la muqueuse pulmonaire; tout se
borna là.

L'introduction par la voie rectale du liquide organique, mode d'introduction indiqué même par Brown-Séquard', comme donnant les mêmes résultats que le procédé hypodermique, a été négligé dans la pratique. Dans ma clientèle au contraire je l'emploie fréquemment et le préfère à la piqûre dans le traitement des enfants atteints de débilité congénitale, de rachitisme ; des femmes délicates, nerveuses, chez lesquelles la moindre douleur s'exagère ; des individus craintifs à qui la vue d'un instrument ou l'appréhension d'une piqûre, quelle qu'elle soit, fait subir mille tortures. J'ai apporté un grand changement à cette méthode rectale en modifiant le liquide de façon à le rendre parfaitement assimilable, et en créant un petit appareil très simple qui permet son introduction facile et rapide.

Avec cet appareil le traitement par la méthode Brown-Séquard est mis réellement à la portée de tous. On en trouvera la description et le prix à la fin de ce livre.

Les perfectionnements

D'autres perfectionnements ont été apportés par moi à la méthode hypodermique elle-même.

Le lecteur a vu dans la communication Brown-Séquard à la *Société de Biologie* combien la piqûre était douloureuse. En effet, dans les premières expériences, non seulement la douleur coïncidait avec la piqûre, mais elle persistait ensuite plusieurs heures ou plusieurs jours. L'endroit piqué s'enflammait souvent et devenait le siège d'abcès, de furoncles, de phlegmons, même avec accidents graves.

Sans doute, beaucoup de préparateurs de liquides organiques affirment aujourd'hui que leur liquide peut être injecté sans douleur sous la peau, mais on sait actuellement que cette prétendue découverte consiste à vendre un liquide coupé d'eau au moment de la préparation ; et de plus à employer des modes de préparation qui retirent toute valeur et toute action au liquide organique : la fraude est facile et sans contrôle pour le public. C'est pour cela du reste qu'ils ne peuvent garantir la conservation de leur liquide en flacon et ne la reconnaissent possible qu'en ampoules : de là viennent les insuccès éprouvés par les personnes qui en font usage. Les malades peuvent être doublement exploités : le liquide qu'on leur injecte n'a aucune action par la faute des préparateurs qui trompent les médecins et on leur fait payer 10, 20, 40 et même 50 francs une injection dont le *liquide organique vrai authentique* reviendra maintenant à un prix excessivement modique.

J'ai étudié avec soin, en France et à l'étranger, les appareils destinés aux piqûres hypodermiques ; ces appareils sont fort nombreux. En combinant les avantages des meilleurs modèles, j'ai créé une seringue que je considère comme parfaite. Le nettoyage en est très facile et, ce qui est encore plus précieux, l'asepsie s'obtient par l'ébullition. Je pourrais ajouter que le calibre de l'aiguille ayant été considérablement réduit, son introduction n'est, pour ainsi dire, pas perçue par le sujet.

Des modifications plus importantes encore ont été apportées à la préparation du liquide même. Ce liquide, grâce à mon procédé, tout en restant aussi concentré que celui que préparaient MM. Brown-Séquard et d'Arsonval, c'est-à-dire très actif, perd, par un mode de fabrication imaginé par moi, toute sa causticité et augmente sa puissance. Cette causticité contribuait à la douleur lors de la piqûre, et était l'unique cause des douleurs persistantes qui la suivaient et des abcès ou phlegmons qui survenaient à la suite de l'opération.

CHAPITRE VIII

Je demande la permission de ne pas entrer ici dans le détail du mode de préparation du liquide que j'emploie. Js me suis assuré la propriété de mon nouveau procédé. Tous les liquides préparés sous ma surveillance portent des marques spéciales.

La tauréine

Je désigne, sous le nom de *Tauréine* le suc organique extrait du taureau. Le liquide extrait de la substance grise cérébrale du mouton porte le nom de *Cérébelline* et le sérum artificiel la dénomination de *Sérumine*.

Ces divers liquides sont employés pour les piqûres hypodermiques ou les transfusions par la voie rectale.

Je n'ai pas besoin d'ajouter que les précautions les plus minutieuses ont été prises pour assurer, d'une part, la pureté parfaite de ce vaccin, de l'autre, son asepsie complète. Avec le filtre d'Arsonval employé actuellement, on obtient un filtrage si rapide, qu'il ne permet pas au liquide filtré de fermenter, de s'altérer pendant la filtration comme cela se produit avec le filtre Pasteur à filtration lente. D'autre part, le système d'Arsonval paraît stériliser le liquide filtré d'une façon complète, puisqu'il ne met en usage que de puissants moyens de stérilisation pour arriver à son but : haute pression, froid intense, que produit la détente de l'acide carbonique qui est par lui-même un antiseptique souverain. Ce filtre excellent, je l'employais exclusivement comme tout le monde, bien qu'ayant constaté maintes fois un commencement d'altération du liquide filtré qui le rendait impropre à toute application sérieuse.

On sait, en effet, que ces liquides étant de nature organique, pour être d'une innocuité complète, doivent être absolument purs et que ce n'est qu'à cette condition expresse que peuvent être évités des inconvénients graves.

Méticuleux jusqu'à l'excès sur tout ce qui touche à la santé ou à la vie de mes malades, j'ai perfectionné ce procédé de filtrage et sans altérer sa qualité, j'obtiens actuellement un liquide parfaitement pur et si complètement aseptique, qu'il peut être conservé durant des mois et plus. Je n'emploie cependant que du liquide récemment préparé.

J'ai dit qu'un des perfectionnements apportés par moi à la méthode Brown-Séquard, c'est la variété plus grande dans le lieu d'élection de la piqûre. Ces lieux d'élection sont fort limités dans la pratique, l'injection se fait presque exclusivement à l'abdomen, entre les épaules, ou à la fesse.

Le mode d'introduction de l'aiguille est aussi le même partout : on introduit l'aiguille dans toute sa longueur sous la peau et parallèlement à sa surface.

J'ai modifié cette manière de procéder. Quand il n'y a pas d'indications contradictoires, je choisis la région de la surface cutanée où le tissu cellulaire est le plus lâche, le plus dilatable, et je pratique la piqûre sans m'occuper du lieu d'élection classique.

D'autre part, ayant remarqué que ce mode d'introduction de l'aiguille parallèlement à la peau est parfois très douloureux, j'enfonce la plupart du temps, l'aiguille tout entière perpendiculairement ou obliquement, en me contentant seulement de certaines variations. Souvent, d'après mon opinion et mes expériences, le lieu d'élection où doit se pratiquer la piqûre se trouve indiqué par la nature même de la maladie.

Je suis ainsi arrivé à déterminer pour

chaque affection la place à laquelle doit être pratiquée la piqûre pour obtenir les effets les plus rapides et les plus certains.

La durée du traitement

Un point du traitement sur lequel on n'a pas suffisamment insisté, à mon avis, porte sur le nombre des piqûres et la durée du traitement. Cette durée est essentiellement variable suivant la nature de la maladie : courte durée pour les maladies infectieuses et microbiennes ; durée longue et très longue pour les maladies chroniques et, dans ce dernier cas reprise fréquente du traitement.

Pour quiconque en effet connaît les lois de la multiplication cellulaire, il est démontré que cette multiplication est rapide et que la cellule parvient à se débarrasser de ses parasites en un temps relativement assez court.

Prenons par exemple une cellule quelconque, une cellule mère : si cette cellule est vigoureuse, elle parvient à se débarrasser de son parasite, mais elle transmet cependant aux cellules qui sortent d'elle, aux cellules filles, les germes de la maladie ; le parasite a passé à l'état de spore dans la substance de la cellule fille ; par contre le parasite à l'état de spore ne se transmet plus par la multiplication cellulaire. Les cellules filles issues de la seconde génération de cellules seront donc complètement indemmes, et au bout de quatre générations cellulaires au plus chaque individu cellule sera parfaitement guéri de la maladie parasitaire en admettant toutefois les cellules vigoureuses résistantes et normales.

L'introduction de liquide organique a donc pour but et pour conséquence de fournir à l'organisme une armée de cellules essentiellement jeunes et vigoureuses qui ne se laissent pas infecter par le microbe ; d'après ce calcul on sait qu'après quatre générations successives le monde cellullaire chez l'individu peut être guéri de toutes maladies infectieuses, et dans ces maladies infectieuses nous comprenons la tuberculose qui est également une affection chronique.

Dans les maladies chroniques il n'y a pas seulement intoxication, lésion des cellules sanguines, dégénérescence locale d'un tissu, tout l'organisme est atteint, tous les appareils sont affectés ; il faut réédifier un à un tous les tissus. On conçoit que quelques piqûres soient insuffisantes alors. Il est essentiel que le malade s'arme de patience. La nature met neuf mois à créer un être humain très petit, très faible, très imparfait, elle met trente ans à le parachever ; il faut lui accorder quelques années pour rénover un organisme affaibli.

Comment admettre que trente ou quarante jours par exemple puissent suffire pour guérir une maladie qui compte déjà plusieurs années d'existence et de nombreuses complications ?

Dans toute maladie chronique n'y a-t-il pas des vices constitutionnels à détruire, des diathèses à combattre, des habitudes organiques vicieuses à-rectifier?

Sans doute, le traitement par la méthode Bronw-Séquard est à la fois le plus rationnel, le plus rapide et le plus sûr, mais pour retrouver la force et la vigueur première, il faut toujours laisser s'écouler un certain temps et nous ne saurions trop engager les malades à avoir patience et confiance.

Nous passons sous silence et à dessein dans cet ouvrage toute la partie technique destinée au médecin. A quoi servirait aux malades de s'occuper du choix de l'animal, de la préparation du suc, de l'instant propice pour l'ablation des organes, des dosages suivant les âges et les tempéraments, de la manière de procéder?

CHAPITRE IX

Le progrès réalisé

Nous avons déjà insisté aux chapitres VI et VII sur l'importance de l'application de cette merveilleuse méthode par la voie hypodermique et la voie rectale.

Nous voudrions voir le médecin l'appliquer lui-même par la voie hypodermique, mais ce procédé, assez coûteux, n'est pas à la portée de tout le monde et ne convient pas non plus à tous.

Au sujet de la voie rectale, nos recherches ont été couronnées d'un plein succès et vont donner un nouvel essor à la méthode de Brown-Séquard. Qui, en effet, hésiterait maintenant à faire un essai avec cette facilité d'application, une si grande modicité de prix et la certitude d'un traitement *absolument inoffensif?*

Evidemment, nous ne saurions trop le répéter, la voie hypodermique et l'application autant que possible par le médecin donnent une réussite souvent plus rapide; mais que tous ceux qui ne peuvent avoir recours à ce procédé de choix n'hésitent pas à se servir de la voie rectale.

Que le traitement ait lieu par la peau ou par la voie rectale, il est essentiel et absolument nécessaire que le médecin soit préalablement consulté. C'est lui seul qui peut juger si la méthode Brown-Séquard est applicable à la maladie que l'on veut guérir ou à l'organisme dont on veut relever les forces.

Après cette première consultation, ne serait-elle que par correspondance, le traitement sera fait d'après ses indications qui devront notamment faire connaître le liquide à employer (Tauréine, Cérébelline ou Sérumine), le mode et l'intervalle à observer dans les applications.

CHAPITRE X

Conclusion

Nous venons d'exposer dans ses grandes lignes le pouvoir du traitement séquardien appliqué aux maladies infectieuses, aux maladies réputées incurables et à l'affaiblissement résultant de la vieillesse réelle ou prématurée; mais il est bon de démontrer cette puissance par des exemples.

Au milieu des innombrables systèmes qui se sont disputés de tout temps l'empire de la médecine, l'esprit du malade doute et hésite; mais, lorsque, mû par un grand amour de l'art et de la vérité, le médecin a le courage de soumettre à l'expérimentation chacun des systèmes qu'il préconise, la vérité se dégage promptement et le choix est bientôt fait.

Il en a été ainsi pour moi-même; une doctrine nouvelle apparaissait en France, elle surprenait par son étrangeté et séduisait par ses affirmations. Elle était attaquée systématiquement par le plus grand nombre.

J'ai soumis cette méthode à une sévère expérimentation et j'ai pu arriver à des résultats qui m'ont complètement dédommagé des longueurs de l'expérience : ces résultats font plus que de répondre aux promesses ; ils les dépassent.

Les attaques de ses détracteurs ne sauront prévaloir désormais contre la nouvelle doctrine; la méthode séquardienne n'est plus un champ livré au hasard des hypothèses, c'est un vaste domaine continuellement parcouru par d'intrépides et savants investigateurs.

Paraphrasant cette répartie moqueuse de Trousseau qui, parlant de certain remède à la mode, s'écriait : « Hâtez-vous de vous en servir pendant qu'il guérit. » Nous dirons aux malades du monde entier, au sujet du liquide organique : « Hâtez-vous de vous en servir, car il guérit. »

Je demande à mes lecteurs la permission de joindre à ce rapide exposé de la méthode Brown-Séquard, de ses bienfaits, des modifications qui y ont été apportées, une série d'observations médicales, de récits de guérisons ou d'améliorations sérieuses obtenues par Brown-Séquard et les médecins qui l'ont suivi dans la voie de l'expérimentation. J'y ajouterai la mention de mes expériences personnelles dans lesquelles le succès a dépassé toutes mes espérances.

Il me reste à remercier le public de l'accueil sympathique qu'il a fait à mon livre, déjà à sa 3e édition, et les nombreux malades qui ont bien voulu m'accorder leur confiance.

Le grand nombre des guérisons et les améliorations remarquables qu'ils ont presque tous obtenues ont été pour moi une source inépuisable de courage et de persévérance dans cette œuvre de régénération.

Déclaration faite par Brown-Séquard, le 20 décembre 1890, à la Société de Biologie et prouvant que sa méthode ne s'applique que par injections sous la peau ou dans le rectum.

« 1. — Des charlatans vendent, sous le nom d'élixirs (pour prolonger la vie) et aussi de sirop tonique du système nerveux, un liquide qu'ils prétendent contenir le principe que j'ai signalé comme doué d'une puissance dynamogénique considérable, et qui se trouve dans un liquide qu'on extrait des canaux et des glandes mâles génitales. Il importe qu'une protestation énergique soit faite contre ces exploiteurs de la crédulité publique. Ces élixirs ou sirops ou d'autres préparations encore sont tous pris par la bouche et par là introduits dans l'estomac.

« Or, ainsi que je vais le montrer, le suc gastrique digère évidemment le suc qu'on extrait des organes des glandes mâles génitales, puisqu'il leur fait perdre toute puissance dynamogénique. En effet, plusieurs médecins qui, depuis l'an dernier, font souvent usage sur eux-mêmes d'injections hypodermiques ou intrarectales de liquide organique, et qui en obtiennent de grands avantages, ont pensé qu'il leur serait plus facile d'avaler dans du pain azyme ou en cachets des morceaux des organes spermatiques. Après trois, quatre ou cinq semaines d'essais de ce moyen, plusieurs fois par semaine, ils ont dû y renoncer, parce qu'ils n'en retiraient aucun profit. Si nous supposons que les remèdes secrets que l'on annonce comme contenant les principes actifs du liquide dont j'ai proposé l'emploi en possèdent, en réalité, une parcelle quelconque, celle-ci devient donc inerte après son introduction dans l'estomac. Il est évident, conséquemment, que ces remèdes ne peuvent aucunement produire les effets dynamogéniques du liquide organique injecté *sous la peau* ou *dans le rectum.* »

Par cette déclaration, M. Brown-Séquard a établi irréfutablement qu'il n'y a rien de commun entre ces charlatans et sa méthode, entre leurs préparations pharmaceutiques dites à base de suc organique et l'extrait organique séquardien injecté sous *la peau* ou dans *le rectum.*

DEUXIÈME PARTIE

OBSERVATIONS

Je prie mes lecteurs de lire attentivement les observations qui suivent et qui forment la deuxième partie de cet ouvrage. Cette lecture leur permettra peut-être de trouver une maladie identique à la leur dans l'une des observations citées, observations constatant que de nombreux malades ont obtenu, grâce à mon procédé, une guérison inattendue.

MALADIES GUÉRIES

Par la **TAURÉINE** et la **CÉRÉBELLINE**, ou extraits organiques préparés d'après les procédés perfectionnés de Brown-Séquard et d'Arsonval.

Dans un sens général, on peut affirmer que toutes les maladies peuvent être guéries par l'application de cette méthode. Mais il y en a beaucoup pour lesquelles son efficacité n'est plus contestée.

En premier lieu, nous devons citer l'**épuisement** et l'**impuissance**, quelle qu'en soit la cause.

Elle fait merveille dans l'**anémie** des jeunes filles et des jeunes femmes, dans l'**affaiblissement** des jeunes gens et des hommes vieillis prématurément par les maladies, les excès, les plaisirs, les veilles et le surmenage.

Dans la **neurasthénie**, le traitement par cette méthode a fourni de brillants résultats.

Le mot **neurasthénie** comprend à lui seul un groupe considérable d'affections, dont voici quelques symptômes :

Les malades n'ont généralement aucune lésion anatomique, ils sont atteints de débilité, de dépression ; l'énergie musculaire et l'activité cérébrale font presque défaut; ils se fatiguent par la moindre marche, ils n'ont aucun goût pour le travail et sont incapables de faire le plus petit effort pour secouer cette apathie; ils ont l'esprit lourd comme le corps, la volonté est brisée.

Cet état a généralement pour cause les violentes émotions morales, le surmenage, les maladies anciennes ou récentes, les troubles digestifs, le ralentissement de la nutrition, l'inertie, l'épuisement et l'irrégularité du système nerveux.

Chez certains neurasthéniques, on trouve de

l'amaigrissement. Les traits du visage sont inertes et empreints d'une perpétuelle lassitude, les yeux cernés, l'aspect maladif.

D'autres malades gardent de l'embonpoint, de la fraîcheur du visage, le teint coloré et toutes les apparences d'une parfaite santé.

Parmi ces **neurasthéniques**, les uns souffrent moralement, rien ne réussit selon leurs désirs, leur avenir est perdu, ils pleurent, ils rient pour la même cause, ils voient tout en noir, ils gémissent sur les injustices sociales, sur la dépravation générale, sur la décadence de l'esprit humain et croient à un cataclysme fatal et prochain. Les autres sont tourmentés par des souffrances réelles : des insomnies, des maux de tête (la céphalée en casque); la moindre occupation détermine une grande fatigue dans les jambes, les bras. Des digestions lourdes, pénibles, des crampes d'estomac, les forcent à se priver de nourriture. Des palpitations leur donnent des angoisses continuelles. Le neurasthénique sent plus vivement qu'un autre, le moindre chagrin l'accable, ses douleurs nerveuses, en somme, peu aiguës, le désespèrent, son appréhension continuelle et son émotion poussées à l'excès le rendent extrêmement irritable; les larmes et la colère se succèdent sans transition à la gaieté et au rire, l'intelligence manque de clarté, de netteté et de précision.

Il y a des troubles de la mémoire, il oublie de se souvenir; il confond les rêves de la nuit avec les évènements de la veille et du jour;

une conversation longue et soutenue le fatigue,
il oublie les mots propres, il n'a pas de netteté
ni de justesse dans l'expression, il s'impatiente
de cette infidélité de sa mémoire et de ce manque de mots pour s'exprimer.

Le neurasthénique ne peut pas fixer son
attention sur un sujet déterminé; dépourvu
d'énergie volontaire, ses idées s'embrouillent,
ses pensées se succèdent sans suite et il est
incapable de retenir son attention distraite et
capricieuse.

Il commence beaucoup de choses, mais son
inconstance, sa variabilité font qu'il n'en finit
aucune et n'atteint jamais son but.

Le neurasthénique est un déprimé dans tout
son être physique et moral.

La neurasthénie si commune dans la période tertiaire de la syphilis et le dépérisse
ment qui est la conséquence de cette terrible
maladie, ont toujours été guéris lorsque le
malade a suivi régulièrement la méthode
Brown-Séquard.

**La constipation, la perte de l'appétit,
l'appauvrissement du sang,** les **vertiges,** les **troubles menstruels** (règles
trop abondantes, venant peu ou supprimées), les **dyspepsies nerveuses,** la
cachexie, le **rachitisme,** la **scrofule,**
sont de même améliorés ou guéris.

La sénilité, la cachexie palustre, le
cancer, le **diabète sucré, l'incontinence
d'urine, la stérilité, la chorée, l'hystérie
l'épilepsie,** la **paralysie générale** au

début, la **paralysie partielle**, la **paralysie agitante**, les **myélites**, les **paraplégies**, les **hémiplégies**, les **psychopathies**, l'**ataxie locomotrice** *surtout* et quelques autres scléroses ont été avec le plus grand succès traitées par la **TAURÉINE** et la **CÉRÉBELLINE** qui ont donné très souvent des résultats inespérés et toujours procuré aux malades d'étonnantes améliorations.

Les maladies de la peau, **eczéma**, etc., la maladie **bronzée d'Addison**, la maladie de **Parkinson**, le **rhumatisme**, les **tumeurs fibreuses** de l'utérus, les **métrites**, **péritonites**, **pelvi-péritonites**, **ovarites**, **salpyngites**, les **pertes**, les **hémorrhagies**, les **métrorrhagies** quelle qu'en soit la cause, ont été guéris par la même méthode. Dans l'**aliénation mentale**, les injections combattent efficacement la stupeur, relèvent les forces, améliorent la nutrition et donnent un appétit considérable.

Les **maladies de poitrine**, la **tuberculose**, cette terrible maladie qui décime nos villes et désole déjà nos campagne, s'améliore sous l'influence dynamogénique exercée par le suc organique sur les centres nerveux; on obtient un développement considérable des forces, la cessation de la fièvre et des sueurs, l'amélioration de la digestion et de la nutrition, et finalement la guérison, lorsque le malade a été traité avant la dernière période.

OBSERVATIONS PERSONNELLES DE L'AUTEUR

OBSERVATION I

Paralysie de la langue, des lèvres et du larynx

Mme Braimhone, âgée de 28 ans, est atteinte de paralysie de la langue, des lèvres et du larynx, affection considérée généralement comme incurable et décrite très exactement et avec grande clarté par le Dr Duchesne (de Boulogne). Cette maladie débute ordinairement sans phénomènes appréciables. Au bout de quelques jours elle prend une allure insidieuse et progressivement s'empare de la langue, du voile du palais, du larynx et des lèvres pour finir par l'anéantissement absolu de la déglutition et de la phonation. L'asphyxie, les syncopes répétées aboutissent fatalement à la mort.

Tel fut le début de cette affection chez Mme Braimhone. Après avoir essayé sans aucun succès différentes médications en France, en Allemagne et en Italie, et après avoir reçu les soins d'un spécialiste célèbre qui la traita très attentivement pendant six mois, la malade vit empirer son état et se décida, sur l'avis de ses parents fort inquiets, à venir me consulter. Elle n'attendait pas de guérison, disait-elle, mais une amélioration aussi durable que possible.

Grande et mince, Mme Braimhone est d'une constitution forte et vigoureuse, et aucune infirmité apparente ne laisse entrevoir la terrible affection qui l'épuise depuis deux ans. Seules la suppression de la parole et l'atonie caractéristique des organes de la phonation donnent la mesure exacte de son état. Vivement déprimé, son moral offre une difficulté nouvelle au traitement que je vais entreprendre. Dans l'impossibilité de parler, la malade en venant me consulter, me présente l'historique écrit de son affection très minutieusement exposé. J'apprends ainsi que sa santé, toujours satisfaisante s'est modifiée dans les premiers jours de 1890, époque où son mari mourut dans le cours d'un voyage en Espagne. Cette mort impressionna vivement sa femme et ne fut pas étrangère aux graves conséquences qui suivirent. Vivant dans le deuil et l'isolement, elle devint mélancolique et sans forces et sur les instances réitérées de son entourage se décida, pour oublier son chagrin, à des voyages successifs en Russie et en Italie. Résultats médiocres. Deux ans après la perte de son mari, la mort subite de sa mère amena une nouvelle dépression morale et physique. Elle éprouva d'abord un léger embarras de la parole ; au bout de deux mois aggravation telle que l'articulation des mots devient très difficile. Difficulté considérable à émettre certaines consonnes notamment les dentales *d* et *t* et les labiales *b* et *p*. La langue perd ses mouvements de latéralité et ne s'applique plus au palais. Déglutition fort gênée, salivation abondante, le liquide difficilement retenu s'écoule lentement au dehors.

Les repas sont laborieux et la déglutition insuffisante oblige les aliments à prendre fréquemment issue par les fosses nasales.

La malade éprouve une grande difficulté à souffler et ne peut émettre même les voyelles *o* et *u*. A ce moment la bouche reste béante et la salive coule plus abondamment. Peu à peu la parole s'éteint et se traduit seulement par une sorte de grognement à timbre nasonné. Suffisamment renseigné par cette énumération et par la personne qui l'accompagnait, je décide alors l'emploi de la méthode Brown-Séquard, sans grand espoir de guérison, je l'avoue. Je procède en 1891 à une première injection hypodermique qui fut suivie d'une série d'injections tous les deux jours, à la dose de 2 grammes de liquide pur dilué, avec moitié d'eau bouillie et pendant une période de quinze jours. Au bout de ce temps, résultats presque nuls, bien que la maladie restât stationnaire. Je me détermine alors à élever la dose à 3 grammes et je fais une injection pendant 5 jours consécutifs. Un mieux sensible se produit. Cette amélioration s'accentue très lentement, mais au 8ᵉ jour je porte la dose à 5 grammes tous les 2 jours et c'est quelques semaines après que la malade peut parler sans trop de difficultés. Le moral se raffermit, et l'espoir d'une guérison prochaine semble ajouter une force nouvelle à l'amélioration tant désirée. L'écoulement de la salive cesse peu à peu, l'émission des voyelles et des consonnes est plus facile et tout rentre insensiblement dans l'ordre. Au bout de trois mois je suspends le traitement pendant 25 jours et après une reprise de deux mois je le continue deux fois par semaine seulement. Mme Braimhotte s'exprime encore avec une certaine difficulté, mais peut se faire comprendre.

Elle entreprend un voyage de trois mois pendant lequel le mieux se maintient. A son retour je pratique des injections à dose réduite de moitié. Vingt mois après les premières piqûres, il ne restait qu'un léger bégaiement qui ne l'empêchait pas de prendre part à une conversation soutenue. Eprise des voyages, surtout depuis son amélioration, elle part de nouveau, emportant une provision de Tauréine destinée à être employée selon mon nouveau procédé, c'est-à-dire par la voie rectale. Son emploi achève la guérison au point que les fonctions des organes malades aussi bien que les fonctions générales ont lieu avec régularité. L'intestin, auparavant sujet à de fréquentes constipations, reprend son état normal et je constate avec joie que ma malade qui m'avait si fort inquiété est sortie victorieuse d'une terrible épreuve qui semblait devoir aboutir à une mort certaine.

Cette éclatante guérison constitue la preuve indéniable de la puissance d'une médication fort contestée au début et devant laquelle s'inclinent maintenant les plus acharnés détracteurs.

(Dr SOUTOUL)

OBSERVATION II

Anémie. Appauvrissement du sang

Mlle T..., de Paris, âgée de 22 ans, institutrice, avait tous les caractères d'une anémie prononcée : peau du visage décolorée, muqueuses exsangues, respiration gênée, haletante, inégale ; la malade souffrait en outre de palpitations, d'essoufflement ; elle tombait en syncope à la moindre émotion ; depuis l'âge de 18 ans les règles étaient supprimées ou ne venaient que tous les 3 mois, quelquefois tous les 5 mois. L'appétit était nul ou elle mangeait par caprice ; elle n'aimait que la salade, les sauces piquantes, les aliments très épicés, elle avait en horreur la viande et toute nourriture substantielle. Le caractère autrefois gai, insouciant, s'était profondément modifié ; elle éprouvait des bizarreries de caractère dont elle se rendait parfaitement compte elle avait de la tristesse, de la langueur, elle recherchait la solitude. Si elle se trouvait dans une assemblée assez nombreuse, elle éprouvait du vertige, des éblouissements, des étourdissements.

Mlle T... avait consulté plusieurs de mes confrères, et des plus célèbres ; ils avaient été d'accord pour donner à sa maladie le nom d'anémie profonde et grave ; docile à leurs conseils, elle avait suivi scrupuleusement le traitement classique qu'ils avaient prescrit. Après avoir épuisé la liste des ferrugineux, des toniques et des fortifiants et voyant son état s'aggraver de jour en jour, Mlle T... vint me trouver le 5 avril 1891. Elle était si faible que j'hésitai à lui faire prendre de nouveaux médicaments par la voie stomacale : je lui conseillai les injections hypodermiques, méthode Brown-Séquard. Elle ne se décida pas tout de suite à faire ce nouveau traitement ; elle voulut consulter surtout un de ses cousins, docteur fort capable de la Faculté de médecine de Lyon.

Mlle T... revint me trouver le 28 avril et me déclara qu'elle se mettait entièrement à ma disposition.

Je commençai immédiatement les piqûres. L'injection était de 2 grammes par séance, je procédai par piqûre tous les deux jours.

Les sept premières injections furent sans résultat si ce n'est un peu de fièvre et une agitation assez considérable, agitation qui avait lieu surtout la nuit et privait ma malade d'un sommeil réparateur.

Je portai alors la dose à 3 grammes et cela deux fois par semaine.

A la douzième piqûre l'appétit avait repris, les battements du cœur étaient plus réguliers, l'essoufflement avait diminué, le courage paraissait revenir et elle pouvait marcher quelques minutes sans fatigue.

A la dix-huitième injection et pour la première fois depuis 9 mois, Mlle T... put sortir seule et aller de la rue de Rennes au Luxembourg.

A partir de ce moment l'amélioration physique et morale fut rapide. La pâleur des tissus disparut et les forces revinrent lentement mais régulièrement et progressivement. Trois mois plus tard, c'est-à-dire cinq mois après le commencement du traitement, Mlle T... avait repris toute l'apparence de la santé; les troubles de la menstruation avaient cessé; le retour des règles eut lieu le troisième mois seulement avec recoloration normale du sang.

Les piqûront furent maintenues durant 6 mois et 10 jours par mois pendant les deux derniers mois. J'ai revu la malade à plusieurs reprises. La guérison se maintient un an et demi après avoir cessé le traitement.

Cette guérison a donc été ici complète et j'ai tenu à faire figurer cette observation parmi les premières pour bien établir que les bons effets de ce traitement sont constants lorsque le malade persiste et qu'ils sont toujours durables et définitivement acquis.

(Dr Soutoul)

Observation III

Anémie

Mme L.H..., de Saint-Denis, âgée de 38 ans, à la suite de grossesses multiples et rapprochées, était tombée dans un état de profonde anémie, elle souffrait de palpitations presque continuelles; digestion troublée, gastralgie, renvois, constipation, manque d'appétit, urines abondantes et claires, règles régulières, mais durant 10 et 12 jours, abondantes et très pâles, épuisement, amaigrissement et faiblesse extrême; elle avait consulté des docteurs spécialistes pour les maladies des femmes qui avaient jugé utile de procéder à un curettage de l'utérus; cette opération avait été faite sans succès, au contraire la malade perdait tous les mois davantage; cependant elle ne souffrait pas, mais sa lassitude était presque aussi grande le matin en se levant que le soir en se couchant.

Mme L... me consulta le 17 juin 1892. Je trouvai son état extrêmement grave, une fin fatale et prochaine l'attendait. Je lui proposai des injections hypodermiques, comme étant le seul traitement qui, à mon avis, pouvait amener une amélioration, tout espoir de guérison étant perdu.

Mme L..., d'un caractère timide et craintif, effrayée par la douleur que donne la moindre piqûre n'accepta pas la méthode Brown-Séquard sous forme de piqûres; je lui conseillai alors la transfusion rectale selon mon système d'injection sous forme de lavement. Ce traitement parut lui plaire surtout par la modicité du prix, (car elle n'était pas fortunée) et par la facilité qu'il lui donnait de se traiter chez elle à Saint-Denis, évitant ainsi tout déplacement et par suite toute fatigue. Je lui conseillai de garder le lit et de prendre tous les jours une injection rectale de 3 grammes de liquide pur dilué avec 3 grammes d'eau bouillie.

La première transfusion eut lieu le 2 juillet, dès la cinquième Mme L... m'écrivait qu'elle se sentait un peu plus de forces et l'appétit légèrement revenu; mais, particularité à noter, l'abondance de ses règles avait diminué de moitié dès la deuxième injection. Je dois dire que vu l'urgence et les pertes rouges considérables, sur mon insistance, Mme L... avait commencé les transfusions rectales au plus fort de la menstruation.

Le 22 juillet, appelé à Saint-Denis par un autre malade, j'en profitai pour rendre visite à Mme L... J'étais inquiet, du reste, et fort surpris de ne pas recevoir de ses nouvelles. Je fus fort étonné de la trouver assise dans un petit jardin devant sa porte. Elle me remercia avec effusion et s'excusa de son silence en m'assurant qu'elle voulait se rendre chez moi à pied de la gare, pour me prouver son extraordinaire amélioration et me causer ainsi une grande surprise.

En effet, je fus frappé du changement qui s'était produit en si peu de temps. Les pertes s'étaient arrêtées dès les premières injections, l'appétit était en partie revenu, elle mangeait peu mais avec plaisir, et par petite quantité. Tout lui semblait bon et la digestion était maintenant rapide et non douloureuse, les selles et les urines presque normales. Les mouvements du cœur s'étaient régularisés, elle pouvait faire un tour de jardin sans éprouver de palpitations'; on voyait déjà l'empreinte de la souffrance disparaître de son visage et faire place à un sourire plein d'espoir et de vie.

Les injections rectales furent continuées pendant vingt jours, tous les deux jours en portant la dose à 5 grammes, j'ordonnai ensuite un repos de quinze jours; le traitement fut repris avec 5 grammes tous les deux jours pendant les premiers vingt jours de chaque mois. Après quatre mois de traitement, Mme I.... avait augmenté en poids de 5 kil. Tout était rentré dans l'ordre, les règles venaient maintenant normales et cinq jours par mois. La faiblesse et la lassitude avaient entièrement disparu; le sixième mois, ma malade pouvait reprendre sa profession.

Depuis cinq mois, Mme I.... a cessé tout traitement et la guérison s'est maintenue, malgré les fatigues causées par une profession pénible qui l'oblige à rester debout toute la journée.

(Dr Soutoul.)

OBSERVATION IV

Épuisement. — Affaiblissement général.

En janvier dernier, je fus consulté par M. Rhiquier, ancien banquier, âgé de 45 ans. Des pertes d'argent l'avaient obligé à se surmener pour faire face à diverses obligations qu'il avait contractées pendant son existence luxueuse et très agitée. Jusqu'à 43 ans, il avait joui d'une santé parfaite, mais de 20 à 40 ans, il avait vécu, comme on dit vulgairement, avec excès et c'est seulement grâce à sa constitution forte et vigoureuse qu'il était arrivé jusqu'à cet âge indemne de toute maladie. Depuis deux ans, ses organes s'étaient affaiblis progressivement. Il mangeait peu, ne maigrissant pas, mais sa faiblesse était considérable; le travail intellectuel était difficile, la moindre marche l'essoufflait; les fonctions génitales complètement supprimées; la défécation irrégulière et une rétention d'urine intermittente.

Tous les traitements entrepris jusque-là avaient échoué. Je jugeai le cas assez grave pour conseiller le traitement séquardien.

M. Rhiquier habitant la province, retenu par un travail qu'il ne pouvait confier à ses employés, m'objecta la difficulté considérable qu'il aurait à suivre mon traitement. Je lui parlai de la transfusion rectale comme donnant sensiblement le même résultat.

M. Rhiquier accepta ce procédé avec plaisir et l'appliqua immédiatement.

Les cinq premières injections rectales furent faites avec 2 grammes tous les jours, puis 5 gr. tous les deux jours. L'impuissance génitale disparut la première à la 20e transfusion, et bientôt après l'état général s'améliora. Vers la 36e transfusion le malade put faire, à pied, quelques courtes promenades, ce qu'il n'avait pu effectuer depuis un an. Les forces revinrent assez vite et au bout de quatre mois il était complètement guéri. Depuis six mois tout traitement a cessé et la guérison se maintient.

(Dr Souroul)

OBSERVATION V
Epuisement et impuissance

M. Paul B..., âgé de 30 ans, à la suite de veilles prolongées et d'excès de toutes sortes, était devenu à peu près impuissant; en outre, il offrait tous les symptômes de l'épuisement : accablement général, jambes refusant le service, respiration gênée, ventre resserré, digestion se faisant mal, le malade était comme hébété, il mangeait irrégulièrement et les aliments étaient mal digérés, M. B... maigrissait à vue d'œil, le teint était terreux, les yeux cernés, la voix affaiblie, tout semblait annoncer la fin. Les piqûres séquardiennes furent commencées sans retard, une injection de 2 grammes par jour. Au bout de 2 mois, la plupart des symptômes avaient cessé, la puissance génitale avait reparu, les digestions étaient bonnes, le malade avait considérablement engraissé. J'éloignai alors les piqûres, une par semaine. Les effets remarquables produits par ce traitement se sont maintenus.

Observation VI

Affaiblissement

M. B..., agent de change, âgé de 40 ans, à la suite de nombreuses inquiétudes et de pertes d'argent, s'était considérablement affaibli ; il constatait un abaissement progressif des forces, une diminution de sa vitalité ; une apathie profonde avait succédé à son activité ancienne, il éprouvait des tremblements dans les mains et parfois des convulsions légères, l'intelligence semblait même amoindrie et le caractère était devenu difficile. Les transfusions rectales furent commencées au mois de septembre 1892, le relèvement des forces fut rapide ; une injection de 4 grammes de liquide fut faite tous les 2 jours, au bout de 3 mois, les forces étaient revenues. Les nouvelles que j'ai reçues de ce malade depuis un mois qu'il a quitté Paris ont confirmé mes prévisions, la santé continue à être parfaite.

(Dr Soutoul.)

Observation VII

Tuberculose (maladie de poitrine)

La demoiselle Juliette F..., âgée de 18 ans, à la suite de l'hiver 1890-1891, pendant lequel elle courut les théâtres et les bals ne se couchant tous les jours qu'à deux ou trois heures du matin, fut prise de toux et d'affaiblissement général.

On ne fit pas d'abord attention à cette toux qui devint bientôt ce qu'on appelle habituellement une bronchite chronique.

Cependant, au printemps 1892, devant l'état persistant de la santé de leur fille, les parents s'alarmèrent.

On s'adressa d'abord au médecin de la famille qui prescrivit force tisanes et potions, vésicatoires frictions, etc. Le mal continua à progresser et c'est seulement le 15 août 1892 que je fus consulté pour la première fois.

A ce moment, la malade toussait et crachait beaucoup ; l'expectoration surtout était abondante ; Mlle F... avait maigri de 4 kilog. en 8 mois, elle souffrait de douleurs dans le dos, entre les épaules, sous les seins. Elle était essoufflée pour monter les escaliers, la moindre marche l'oppressait, elle transpirait abondamment la nuit, avait craché quelques filets de sang et quelquefois elle était prise de fièvre dans l'après-midi; l'appétit était irrégulier, les digestions difficiles; des flueurs blanches se produisaient entre les époques, les règles ne venaient que tous les 2 ou 3 mois; en un mot, elle présentait tous les symptômes de la tuberculose à la 2e période.

A l'auscultation, on trouvait des râles au sommet gauche en arrière et une respiration saccadée et rude à droite en arrière. Dans les crachats, de nombreux bacilles de Koch. La maladie étant trop avancée, je crus à l'impossibilité d'une guérison par les seules injections du liquide organique. Je combinai ici le traitement séquardien avec mon traitement spécial des maladies de poitrine qui consiste dans l'association des phosphates, de l'iode, des tannins, de l'extrait de hêtre avec des adjuvants spéciaux.

Je prescrivis les globules au tannin et à l'extrait de hêtre du Dr Camper, le vin iodo-tannique phosphaté du Dr Chatel, et les transfusions rectales de Tauréine à la dose de 4 gr. tous les deux jours.

Sous l'influence de ces médicaments combinés, l'amélioration fut rapide. Au bout de 15 jours, la toux diminua, l'expectoration devint moins abondante, la fièvre disparut, et 2 mois après l'appétit était revenu, la malade ne toussait plus, l'exopectoration était presque normale; plus de fièvre ni de sueurs nocturnes. Augmentation de poids de 3 kilog. en 8 mois.

A l'auscultation, on n'entend plus de râles, mais il y a toujours de la rudesse de la respiration aux deux côtés.

L'amélioration s'est maintenue, Mlle F... a retrouvé son poids normal et possède toutes les apparences de la santé.

(Dr Soutoul.)

Observation VIII

Tumeur du ventre. — Corps fibreux de la matrice.

Mme V..., âgée de 39 ans, avait, depuis 5 ans un

corps fibreux situé dans l'épaisseur de la matrice et donnant lieu à des hémorrhagies abondantes et fréquentes ; le ventre avait considérablement augmenté de volume, la marche était difficile. La malade se plaignait de douleurs dans les reins et dans le bas ventre ; d'une sensation de resserrement et de tiraillement dans le sacrum, d'envies fréquentes d'uriner et de rétention d'urine ; les douleurs s'irradiaient dans les membres inférieurs qui avaient un peu d'œdème déterminée par la compression des veines. L'état général très ébranlé par suite d'anémie s'était considérablement aggravé. La malade avait perdu l'appétit, le peu d'aliments qu'elle prenait était mal digérés. Après les repas le gonflement du ventre s'accentuait, Mme V... éprouvait des malaises, des étourdissements, elle ne pouvait plus s'occuper de son intérieur.

Les pertes rouges, de longue durée, succédant à des pertes blanches abondantes l'affaiblissait chaque jour davantage et déjà des syncopes inquiétantes survenaient toutes les semaines lorsqu'elle se décida à avoir recours au traitement par la Tauréine, transfusion rectale quotidienne à la dose de 3 grammes, méthode qui me sembla dans ce cas préférable.

Au bout de 6 jours, le corps fibreux loin de diminuer avait subi une légère augmentation de volume, une hémorrhagie s'était produite et les douleurs utérines étaient violentes. Je portai la dose d'emblée à 5 grammes ; 4 jours après, ces douleurs diminuèrent d'intensité, il n'y eut pas d'hémorrhagie, le corps fibreux revenait à son volume ordinaire. Au trentième jour, on remarquait une légère diminution de la tumeur, pas d'hémorrhagie, pas de douleurs.

A partir du trentième jour, la transfusion rectale n'eut lieu que tous les deux jours ; la diminution de volume s'est accentuée, elle est devenue très sensible vers le cinquantième jour.

Au bout de 6 mois, le ventre avait repris à peu près son volume normal, la marche était facile, les hémorrhagies ne se sont pas reproduites ; l'appétit, le goût au travail étaient retrouvés.

Le traitement total a duré 15 mois, l'effet a été

remarquable; la menstruation est devenue régulière sans exagération, la tumeur a presque complètement disparu et la guérison se maintient depuis 6 mois sans traitement.

(Dr SOUTOUL)

OBSERVATION IX
Neurasthénie

M. R..., professeur à Paris, âgé de 38 ans, était atteint de débilité prématurée et de neurasthénie cérébrale avec amaigrissement, changement notable dans le caractère, douleurs de tête constantes s'exagérant sur le sommet, impuissance de travail difficulté d'attention, manque de mémoire. La santé générale était fortement altérée; la digestion était lente, s'accompagnant de douleurs vagues, de douleurs d'estomac, de nausées. Des douleurs névralgiques non fixées se produisaient tantôt en un point, tantôt en un autre du corps et causaient de grandes souffrances au malade en lui faisant croire à quelque maladie interne.

La puissance génitale était faible, presque nulle.

Tous ces phénomènes duraient depuis 5 ans et s'étaient montrés progressivement dans l'espace de 5 à 6 mois à la suite d'un concours pour l'agrégation. M. R..., privé d'air et d'une nourriture substantielle avait travaillé nuit et jour durant des années et n'avait été reçu agrégé qu'après 3 échecs consécutifs. Son moral était alors fortement atteint; c'était un surmené et un découragé. Il fit beaucoup de difficultés pour accepter mon traitement et c'est grâce à une parente et après avoir constaté l'insuccès des médicaments absorbés antérieurement que je pus enfin faire des piqûres.

« Je prendrais volontiers, disait-il, tout ce qu'on voudra, mais chez moi »; ces déplacements, ces pertes de temps, le gênaient extrêmement. Ce fût le cas de M. R..., du reste, qui me décida à m'occuper sérieusement des transfusions rectales.

Le traitement séquardien fut commencé par des piqûres en décembre 1891 à la dose de 2 grammes, tous les 2 jours, pendant un mois ces injections se firent régulièrement, l'amélioration commença vers le douzième jour et alla progressivement jusqu'au commencement du deuxième mois. A cette date il y eut un temps d'arrêt. Mon malade ayant changé de classe cessa les piqûres, cependant le résultat acquis resta et c'est seulement lorsque M. R... connut l'application de mon nouveau procédé qu'il recommença cette fois avec les injections rectales. Je les prescrivis à la dose de 5 grammes par jour durant 5 jours, puis tous les deux jours à la même dose pendant 6 mois. A cette date mon malade avait recouvré entièrement sa santé, la puissance physique et intellectuelle, une clarté parfaite dans les idées, un jugement extraordinairement juste, une mémoire prodigieuse dont on verra les effets merveilleux dans un ouvrage d'histoire que M. R... va faire paraître prochainement.

(Dr Soutoul.)

Observation X
Scrofule

M. P... Georges, de Paris, âgé de 14 ans, est malade depuis sa naissance ; son grand père paternel avait une affection syphilitique et son père souffre depuis 15 ans d'une tuberculose chronique survenue à la suite d'une pleurésie; on ne trouve rien dans sa lignée maternelle où on paraît jouir au contraire d'une très bonne santé. M. P... est bien le type parfait des scrofuleux; il en a eu toutes les manifestations avec une régularité si remarquable qu'elle m'a décidé à publier cette observation. Dès sa première année, il a eu des éruptions impétigineuses de la tête et de la face, des croûtes de lait et de la gourme. Plus tard, il eut mal aux yeux, une blépharite chronique, des suintements du nez et des oreilles et suivis d'ulcérations ; des engorgements ganglionnaires apparurent vers la seconde dentition, par poussées successives limitées aux ganglions du cou. Il y eut aussi quelques adénites cervicales isolées, adénites qui se sont terminées par des suppurations pendant plusieurs années et qui ont laissé des cicatrices indélébiles. La lèvre supérieure fait saillie et est très volumineuse, le nez est un peu tuméfié, et le menton aplati; les amygdales sont exubérantes.

Vers l'âge de 10 ans, il eut à la tête des scrofulides érythémateuses et pustuleuses d'une teinte violacée; actuellement il a un abcès froid au cou au-dessous de l'oreille gauche.

L'état général est médiocre, il mange peu mais la digestion est bonne, il est souvent constipé et le système osseux porte l'empreinte d'un rachitisme partiel; ses bras, ses poignets, ses doigts sont noueux, mais les membres inférieurs sont bien conformés.

Tel était l'état de mon malade lorsque en janvier 1891 j'instituai une double médication : le traitement séquardien au moyen de la *Tauréine* à la dose de 1 gramme en injections tous les jours et mon traitement spécial par l'iode, le tannin et les phosphates combinés, c'est-à-dire par le vin iodo-tannique-phosphaté du Dʳ Chatel (1 cuillerée à soupe à la fin des repas). Sous cette double influence mon petit scrofuleux changea à vue d'œil.

A la 30ᵉ injection je portai la dose à 2 grammes tous les 2 jours et après 3 mois je n'en fis qu'une par semaine; je l'envoyai tous les ans passer 3 mois au bord de la mer. L'amélioration fut si considérable et si rapide que 2 ans après ses grands-parents de retour de voyage ne le reconnaissaient pas et ne pouvaient en croire leurs yeux. C'est aujourd'hui un jeune homme fort, d'apparence robuste et n'ayant conservé de sa maladie que ces malheureuses cicatrices du cou.

(Dʳ SOUTOUL)

OBSERVATION XI
Neurasthénie

Mme V... Madeleine, typographe, âgée de 30 ans, avait une neurasthénie prononcée : affaiblissement, débilité nerveuse, rire et larmes sans motifs, douleurs de tête avec sensation de clou au sommet du crâne, affaiblissement de la vue, douleurs errantes par tout le corps, manque d'appétit, digestion lente et laborieuse, troubles de la menstruation, règles peu abondantes, douloureuses, flueurs blanches, douleurs fréquentes et violentes dans l'aine, perturbation mentale, tendance à la tristesse, mysanthropie.

Cette jeune femme vint me trouver en mars 1893, me demandant de la soumettre au traitement séquardien. La malade étant craintive et débile, je renonçai aux injections hypodermiques et je lui prescrivis des transfusions rectales avec le sérum artificiel par le procédé particulier que j'emploie.

Elle fit usage de la Sérumine tous les jours à la dose de 5 grammes, puis au bout de 15 jours tous les 2 jours à la dose de 10 grammes. Résultats excellents; en 3 mois la plupart des symptômes de neurasthénie ont disparu. Le traitement a été continué 15 jours par mois encore pendant 2 mois. Depuis un mois la guérison se maintient sans transfusions.

La dame V... est revenue à l'imprimerie reprendre sa profession au grand étonnement de ses camarades qui la croyaient perdue.

(Dr SOUTOUL.)

OBSERVATION XII
Perte de l'appétit

Mme M..., âgée de 42 ans, jusque-là vigoureuse, d'une santé parfaite et d'un grand appétit, voit brusquement cet appétit disparaître; en même temps la dame M... s'affaiblissait, devenait irritable et nerveuse.

Nous lui ordonnâmes pour tout médicament des injections de *Tauréine* en une transfusion rectale de 5 grammes 2 fois par semaine. Au bout d'un mois l'appétit avait reparu, la santé était normale; il n'y a pas eu lieu de continuer le traitement.

(Dr SOUTOUL.)

OBSERVATION XIII

Appauvrissement du sang

Mme S... Marguerite, âgée de 15 ans, à la suite d'une alimentation insuffisante qui était la conséquence d'une maladie d'estomac dont elle avait beaucoup souffert, avait le sang fort appauvri. Elle était pâle, faible, incapable d'effort, de lecture prolongée, de travail sérieux; le sang des règles était presque incolore. Pour la moindre piqûre survenaient des plaies dont la cicatrisation était très lente.

Étant donné cette dernière circonstance, je n'essayai pas les injections hypodermiques sur la dame S..., mais j'eus recours à l'introduction du liquide par la voie rectale, une injection, tous les jours, de 3 grammes pendant un mois, puis 5 grammes deux fois par semaine. Les résultats furent négatifs pendant 2 mois, une amélioration légère commença le 3e mois et grâce à sa persistance cette amélioration fut très rapide à partir du 5e mois ; et 7 mois après la dame S... avait repris de la fraîcheur et de l'embonpoint, la lassitude avait disparu, elle était capable de travail prolongé et soutenu, le sang des règles était devenu abondant et vermeil.

(Dr SOUTOUL)

OBSERVATION XIV

Pas de régles

Mlle N... Louise, âgée de 18 ans, n'était pas encore réglée. Les règles avaient bien apparu en très petite quantité une première fois à 15 ans, mais elles n'étaient pas venues depuis. Chaque époque, quoique n'étant pas accompagnée d'écoulement sanguin, donnait naissance à des symptômes douloureux, douleurs dans les aines, coliques, migraines, vomissements et flueurs blanches.

Le 15 avril je prescrivis à cette jeune fille des injections rectales de 3 grammes de tauréine tous les deux jours. A la première époque qui suivit le début du traitement, l'écoulement apparut en petite quantité et avec moins de douleur. Le traitement a été continué avec 4 grammes par jour, tous les 2 jours ; l'amélioration fut progressive, et aujourd'hui, 2 mois après la cessation du traitement, il n'y a ni coliques, ni douleurs, ni migraines, la menstruation s'est établie d'une façon tout à fait régulière.

(Dr SOUTOUL)

Observation XV

Troubles menstruels

Mme M..., âgée de 35 ans, à la suite d'une métrite aiguë survenue comme conséquence d'une fausse couche mal soignée, éprouvait des troubles sérieux de la menstruation; les règles étaient abondantes, allant jusqu'à l'hémorrhagie; elles étaient beaucoup trop fréquentes, apparaissaient tous les 15 ou 20 jours, elles s'accompagnaient de coliques douloureuses et de crampes dans les jambes; aucun traitement n'avait pu modifier cet état maladif. Pour agir plus vite, je préférai dans ce cas les piqûres hypodermiques que je fis même pendant les époques à la dose de 2 grammes tous les jours. Le 9 janvier 1893, c'est-à-dire 8 jours après, les règles étaient arrêtées et au lieu de 15 jours elles n'avaient duré que 8 jours. Je continuai les piqûres durant 20 jours, puis j'ordonnai les injections rectales pendant 2 mois avec 3 grammes tous les 2 jours. Le 2ᵉ mois la guérison était complète. Depuis 5 mois que le traitement a cessé, les règles sont parfaitement régulières, de quantité normale et elles ne sont accompagnées d'aucun phénomène douloureux.

(Dr Soutoul.)

Observation XVI

Dyspepsie nerveuse

Mlle M... Jeanne, âgée de 22 ans, vint me trouver au mois de décembre 1892. Jusqu'à l'âge de 15 ans elle s'était bien portée, quoique ayant les apparences d'une enfant chétive et frêle; c'est alors que sans cause appréciable commencèrent à apparaître certaines manifestations anormales auxquelles on ne prêta d'abord pas grande attention.

L'appétit devint capricieux; elle mangeait bien un jour ou deux, le lendemain, le surlendemain elle se mettait à table et à la première bouchée elle était rassasiée; parfois le commencement du repas se passait bien, mais arrivée au milieu ou au dessert, elle sentait son ventre se ballonner;

tantôt c'était comme un étau ou un poids qui produisait un serrement, des étouffements ; tantôt des palpitations violentes ou une douleur vive se portant au cœur, à la région stomacale ou dans le dos, l'obligeait à quitter précipitamment la table. La moindre émotion, la moindre contrariété lui enlevaient toute envie de manger ; elle était devenue irritable, un rien la contrariait ; la même cause la faisait rire ou pleurer, et souvent sans motif on la voyait prendre sa tête dans ses mains, se lamenter, pleurer, donner les signes de la plus grande tristesse. Quelques années se passèrent ainsi ; elle était un jour mieux, les jours suivants plus mal ; on épuisa la liste des toniques et des fortifiants. Les médecins les plus célèbres furent consultés, les uns l'envoyèrent tous les ans au bord de la mer sur une des plages les plus fréquentées de l'Océan, les autres lui conseillèrent de passer l'hiver à Nice ou a Menton ; certains lui firent absorber des quantités de bromures, de valérianates, des ferrugineux, etc. ; chaque fois elle revenait plus malade, plus affaiblie, et chaque médicament produisait des effets désastreux.

C'est au retour d'un de ces voyages qu'éclatèrent les troubles graves de la digestion. La malade, qui mangeait déjà peu, perdit complètement l'appétit ; après chaque repas elle ressentait des éblouissements et des nausées violentes suivies de vomissements ; la constipation devint habituelle et opiniâtre, le ventre se ballonna, les éructations gazeuses, les gargouillements étaient ininterrompus ; le mal de tête persista d'une façon à peu près continue, s'exagérant après les repas. Le mal de dos revêtit la forme de crises douloureuses, violentes. C'est à ce moment que je fus appelé et le 20 décembre je commençai le traitement avec des piqûres de *Tauréine* à la dose de 2 grammes tous les 2 jours ; elle reçut 28 injections sans résultat notable. Ce n'est qu'après la 36ᵉ piqûre, pratiquée avec la *Cérébelline*, que l'amélioration commença. L'appétit devint meilleur, le mal de tête céda, la constipation disparut et les vomissements cessèrent presque immédiatement ; 15 mois après tout était rentré dans l'ordre, Mlle M... avait retrouvé complètement sa santé ; elle est devenue gaie, d'un caractère égal ; elle mange trop maintenant, dit-elle, et craint l'embonpoint. Mais ses craintes sont chimériques, elle vient de se marier et les soucis du ménage en faisant une diversion heureuse la dispenseront de reprendre le traitement qu'elle a complètement cessé depuis 10 mois.

Je dois ajouter que les 28 premières piqûres faites sans succès étaient de la *Tauréine*, extrait organique de taureau qui me réussit généralement dans toutes les maladies. Le traitement fut continué avec de la *Cérébelline* ou extrait de cervelle grise de mouton. Ce fut vers la 9e injection de Cérébelline que l'amélioration se manifesta d'une façon très sensible.

Il est bien évident qu'il fallait dans ce cas injecter de la substance nerveuse.

Il faut donc avoir recours à la Cérébelline toutes les fois qu'il y a des troubles nerveux très accentués avec phénomènes d'excitation d'hyperesthésie cutanée, etc., mais règle générale il faut toujours commencer par la Tauréine.

(Dr Soupoul.)

Observation XVII

Vieillesse prématurée. — Perte des forces

M. P..., Georges, officier, 35 ans, marié, à toujours joui d'une bonne santé malgré un surmenage intellectuel considérable et des excès de toute nature. Depuis 2 ans il n'a plus de goût pour le travail et il a perdu complètement ses forces génésiques. Il mange, digère bien, a plutôt grossi et, cependant, il est toujours fatigué, las le matin peut-être plus que le soir, ne reprenant son travail quotidien qu'en se faisant violence, et grâce à l'énergie d'une volonté peu commune. Le 15 mai, je prescris des transfusions rectales de 3 grammes de Tauréine tous les jours. A la 8e injection, la fatigue matutinale disparaît, la puissance de travail revient progressivement, avec celle des fonctions génésiques ; et, à la 20e, M. P... m'écrit qu'il a retrouvé son ardeur première. Je l'ai engagé à continuer le traitement avec 4 grammes deux jours par semaine ; il a suivi mon conseil pendant deux mois. Il est complètement guéri et cette guérison se maintient sans traitement depuis trois mois.

(Dr SOUTOUL.)

OBSERVATION XVIII

Scrofule. — Eczéma

Mlle M... Léonie, âgée de vingt ans, scrofuleuse depuis sa naissance, était affectée surtout du côté de la peau et des muqueuses, elle avait des engelures l'hiver et de l'eczéma l'été; les paupières étaient rouges, gonflées, avec du coryza fréquent, Ses oreilles étaient souvent malades et présentaient des écoulements. Le cou était déformé par des ganglions dont plusieurs formant abcès s'étaient ouverts en laissant des cicatrices difformes.

En juillet 1892, époque à laquelle la jeune fille vint me trouver, un abcès indolent suppurait au cou. Je commençai immédiatement les injections de 2 gr. tous les 4 jours et un lavement de 3 gr. tous les jours et simultanément une cuillerée à soupe à la fin des repas de vin iodo-tannique phosphaté du Dr Chatel. L'amélioration fut très rapide, l'abcès se ferma en 15 jours, laissant une cicatrice régulière; les ganglions tuméfiés ont disparu et depuis 6 mois Mlle M..., jouit d'une bonne santé.

(Dr SOUTOUL)

OBSERVATION XIX

Chorée

Le jeune H... Sophie, âgée de 13 ans, atteinte de chorée grave (danse de St-Guy), face grimaçante, grincement de dents, mouvement de projection des bras et des jambes, irritabilité; le sommeil était coupé par des rêves, accompagnés eux-mêmes d'agitations et de convulsions involontaires; l'appétit était nul et la malade s'affaiblissait énormément. J'instituai en janvier 1893 le traitement avec injections rectales de 2 gr. tous les jours de Cérébelline. L'amélioration fut progressive à partir de la 3e semaine; le sommeil devint calme et l'appétit meilleur; en 40 jours tous les symptômes choréiques avaient cessé, la face et les membres n'avaient plus de contractions involontaires. La guérison se maintient depuis 2 mois sans traitement.

(Dr Soutoul.)

OBSERVATION XX

Maladie des ovaires et des trompes

(SALPINGO-OVARITE)

Au mois de septembre 1892, Mme B... Lucile se présenta, en mon absence à mon dispensaire du boulevard de Strasbourg; le docteur qui me remplaçait constata, après un examen minutieux, qu'il y avait du gonflement et de l'inflammation des ovaires, une masse molle dans les culs-de-sac postérieurs et une congestion du col. Précédemment la malade était restée 15 jours à l'hôpital de Lariboisière où on avait décidé d'enlever les ovaires. Effrayée par des opérées, qui n'avaient pas à se louer des ablations des annexes, elle refusa au dernier moment l'opération et quitta l'hôpital. Elle resta plusieurs mois sans consulter personne, son état n'empira pas sensiblement et ce n'est qu'au mois d'août 1892 qu'il se produisit une nouvelle poussée. Je lui donnai mes soins en octobre; à cette date et le mois suivant la malade éprouva de grandes douleurs dans les aines et dans les reins; ces douleurs s'irradiaient dans le bas ventre, dans les cuisses et dans les jambes. La marche était devenue presque impossible, la station debout, difficile; les règles venant habituellement peu et avec un sang décoloré, irrégulières depuis longtemps, s'étaient arrêtées tout à fait.

Mme B..., grosse et forte, avait considérablement maigri depuis 2 ans; elle était devenue anémique et nerveuse; depuis 4 mois la perte de l'appétit, une constipation continue, des troubles de la digestion avaient considérablement aggravé son mal; actuellement des nausées fréquentes avaient comblé la mesure, le moral était très affecté, des idées de suicide hantaient son esprit : tel était l'état de ma malade quand elle commença sa

1ʳᵉ transfusion rectale le 15 novembre 1892 avec une dose de 3 gr. de Tauréine tous les 2 jours. En même temps que les transfusions je faisais faire 4 fois par jour des injections vaginales chaudes de 2 litres d'eau bouillie additionnée de 2 cuillerées à soupe de poudre du Dʳ Lanot et avec applications constantes sur le bas ventre, de cataplasmes de fécule de pommes de terre arrosés de laudanum. Les douleurs commencèrent à diminuer dès la 2ᵉ transfusion et vers la 5ᵉ l'amélioration était générale; tous les phénomènes douloureux s'étaient amendés. Ce traitement avec la même dose fut continué pendant quinze jours et porté à cette date seulement à la dose de 5 gr.; 3 mois après Mme B... avait pu reprendre son emploi, elle pouvait rester 11 heures debout sans éprouver aucune douleur; à l'examen la congestion utérine avait entièrement disparu, le col était normal, l'exsudat s'était complètement résorbé et à la pression les ovaires ne donnaient aucun signe de douleur. L'appétit et la digestion paraissaient parfaits, les règles étaient revenues peu abondantes mais avec un sang bien coloré. La fatigue n'existait plus et le travail était facile.

Mme B... a continué le traitement avec la même dose 10 jours par mois et depuis la guérison s'est constamment maintenue.

(Dʳ Soutoul.)

Observation XXI

Épilepsie *(grand mal)*

M. V..., 30 ans, atteint d'épilepsie depuis 10 ans dont on ne trouve aucun antécédent dans sa famille. Les attaques de M. V... constituaient ce qu'on appelle le *grand mal*. Tantôt l'attaque était annoncée quelques heures ou quelques jours à l'avance par une excitation génitale, de l'insomnie, des palpitations, des lourdeurs de tête, et *au moment d'éclater* il éprouvait une sensation bizarre de vapeur froide et une douleur vive qui partait de la main et des pieds et montait jusques à la tête; tantôt c'était des vomissements, une angoisse de poitrine, une constriction à la gorge. D'autres fois des hallucinations de la vue et de l'ouïe, quelquefois enfin aucun signe ne le prévenait. Tous ces symptômes, duraient à peine quelques secondes; le malade poussait un cri, perdait connaissance et tombait comme une masse sans avoir conscience de sa chute. Aussitôt sa figure prenait une pâleur cadavérique, sensibilité absolue, coma complet et la période des convulsions dites toniques commençait. Pendant 25 à 30 secondes les muscles des yeux, de la face, du cou, du thorax, de l'abdomen et des membres étaient tétanisés, le globe de l'œil convulsé, la face tiraillée, les dents serrées ; la tête renversée en arrière et sur les côtés, les membres contracturés, la main retournée, le pouce dans une adduction forcée et fléchi sous les doigts avec arrêt momentané des mouvements respiratoires. Puis la face se congestionnait progressivement et les membres étaient agités de secousses; la face grimaçait, les yeux roulaient dans l'orbite, la langue était mordue et projetée hors de la bouche et les lèvres baignées par une bave écumeuse et sanguinolente ; respiration bruyante et saccadée, écoulement d'urine involontaire.

Cette période durait 2 minutes, le malade poussait un soupir et tombait pendant quelques minutes dans un état apoplectiforme, puis il dormait profondément 20 minutes, une demi heure, et se réveillait étonné, inconscient de ce qui s'était passé. Ses idées étaient confuses, il éprouvait des douleurs de tête et une profonde lassitude. Ces attaques avaient lieu souvent la nuit et le malade tombé du lit, était étonné de se réveiller à terre.

Le traitement séquardien fut établi en janvier 1892. Une injection hypodermique de 3 grammes tous les jours Dès les premiers jours du traitement le nombre des attaques diminua. L'amélioration a continué et durant les derniers neuf mois le malade a eu seulement deux attaques. L'état moral s'est de plus beaucoup relevé. Depuis cinq mois M. V... prend 5 grammes de *Tauréine* en lavement tous les trois jours.

(Dr SOUTOUL)

Observation XXII

Epilepsie (*petit mal*)

Mlle Rose P..., âgée de 18 ans. Parents goutteux, grand'mère nerveuse et le bisaïeul, croit-on, épileptique.

Mlle P... a toutes les apparences d'une bonne santé, des joues pleines, rosées, le teint clair; elle est bien réglée, l'appétit bon, pas de constipation, aucun trouble de l'estomac. Plusieurs fois, par mois, elle éprouve depuis 3 ans les symptômes suivants. A son insu il se produit une suppression subite de l'*idéation;* tout à coup elle interrompt sa lecture ou sa conversation, devient pâle, quelques mouvements de mâchonnements, son regard est fixe et hébété; après deux ou trois secondes, elle reprend sa conversation sans s'apercevoir de ce qui s'est passé. Ces absences se produisent deux ou trois jours de suite et une ou deux fois par jour. Les jours suivants ce sont des vertiges, des absences et du délire ; elle éprouve brusquement une sorte d'étonnement, perd connaissance ou tombe étourdie et se relève aussitôt sans autre manifestation, sans autre phénomène, parfois, cependant elle a quelques gesticulations bizarres.

Mlle P... est le type presque complet de l'épilepsie (petit mal), elle en éprouve successivement toutes les manifestations. Avant de me consulter ses parents l'avaient conduite chez différentes célébrités de Paris; toutes ont été unanimes à reconnaître que ces petites crises peuvent se transformer prochainement en grandes crises. En effet, le petit mal se transforme fréquemment en grand mal, tandis que la réciproque est fort rare.

Le 15 octobre 1892, je commençai les piqûres avec le liquide organique et je les continuai cinq jours seulement à la dose de 2 grammes tous les deux jours; ces injections étaient mal supportées, ma malade étant très sensible à la moindre piqûre. Le traitement fut suspendu et c'est au mois de janvier seulement que Mlle P... le reprit avec des transfusions rectales à la dose de 5 grammes tous les deux jours. Ce traitement a été poursuivi pendant trois mois sans amélioration notable, et ma malade désespérée devait le cesser lorsque au mois de mai, il se manifesta un mieux très sensible. Ce mieux s'est maintenu et a progressé étonnamment. Aujourd'hui, depuis deux mois, Mlle P... n'éprouve plus rien. J'ai la conviction que la guérison est radicale.

(Dr SOUTOUL)

OBSERVATION XXIII

Hystérie (*Petite hystérie*)

Mlle Marie C..., âgée de 19 ans. Aucun antécédant, rien de particulier chez les parents. Depuis deux ans elle éprouve diverses manifestations hystériformes. Les crises sont annoncées quelques jours à l'avance par des palpitations, des baillements, de la lassitude, des malaises, des pleurs et des rires sans motifs. L'attaque débute par une sensation douloureuse qui part de l'aine gauche, monte progressivement comme une boule jusqu'à l'estomac et au cou, continue par des étouffements, des sifflements d'oreilles et des troubles de la vue. Quelquefois c'est là toute l'attaque, le plus souvent la malade tombe, mais contrairement à l'épileptique, elle a *le temps de choisir la place* et elle perd rarement connaissance du moins au début. Elle pousse des cris, des vociférations, elle suffoque, la figure est congestionnée. Elle porte la main à son cou pour arracher ce qui semble la gêner, et au milieu des sanglots et du hoquet il survient de violentes convulsions ; les mouvements sont désordonnés, il y a des contorsions, des balancements du corps qui prend les positions les plus bizarres ; la figure n'est pas grimaçante, ni la langue mordue, et après une durée de quelques minutes les mouvements se calment, la physionomie trahit l'expression, tantôt de la peur, tantôt de la volupté et tout se termine par d'abondantes larmes et par l'émission d'urines incolores.

Ces attaques qui sont souvent très atténuées avaient lieu le jour, coup sur coup, et quelquefois plusieurs jours de suite.

Le 3 novembre 1892, je prescrivis : 1° quatre cuillerées à soupe par jour de vin du Dr Brunat à prendre à la fin ou au commencement des repas, et 2° des injections rectales de Cérébelline tous les deux jours, 3 grammes par jour.

Vers le quinzième jour les attaques étaient beaucoup moins fortes ; deux mois après elles étaient diminuées de moitié comme nombre et ne se produisaient que une ou . . . fois par mois.

Depuis trois mois, Mlle C... . . . é tout traitement, la guérison est parfaite et se maintient.

(Dr Soutoul)

Observation XXIV

Rachitisme

M. A... Jean, âgé de 9 ans, avait été atteint à l'âge de 20 mois de rachitisme prononcé. Les articulations des membres s'étaient tuméfiées, la charpente osseuse s'était affaissée et déformée, le dos s'était voûté, les mouvements étaient devenus lents, difficiles, douloureux et les traits de la face s'étaient modifiés. Actuellement la tête paraît volumineuse, l'expression du visage triste et vieillotte, les urines sont troubles et il y a alternativement constipation opiniâtre et diarrhée. Des nouures et des déformation se montrent en différents points. A la jonction des côtes et des cartilages costaux se forment des saillies osseuses, la poitrine aplatie latéralement est bombée à la région sternale et élargie au niveau des dernières côtes, et, comme conséquence la respiration costale est gênée, la respiration diaphragmatique exagérée, la marche difficile, les organes abdominaux refoulés et le ventre devenu saillant.

Absence d'appétit, insomnie et agitation fréquentes, éruptions du côté de la peau qui était molle et flasque. Des sueurs profuses, surtout la nuit ; la vie semblait se maintenir avec peine dans ce corps souffreteux et malingre. Tous les traitements contre le rachitisme : phosphore, phosphate de chaux, etc., avaient été essayés en vain, les déformations s'accentuaient de plus en plus. J'instituai mon traitement le 15 octobre 1892. Ici comme dans la scrofule j'associai les deux médicaments : l'extrait organique de *Tauréine* en transfusions rectales à la dose de 4 grammes tous les deux jours et le vin iodo-tannique phosphaté du Dr Chatel (une cuillerée à dessert à la fin des repas). L'amélioration apparut vers le deuxième mois et se poursuivit lentement jusqu'au quatrième. A cette date l'enfant commença à se transformer à vue d'œil. Il pèse maintenant 28 kilogrammes et depuis deux mois il suit le traitement quinze jours par mois seulement.

(Dr Soutoul)

Observation XXV

Hémiplégie

M. G..., Anatole, à la suite d'une attaque d'apoplexie était atteint d'hémiplégie. Le côté droit du corps était frappé de paralysie, de plus la langue était embarrassée, il y avait incontinence d'urine. L'affaiblissement de l'intelligence était évident, la mémoire se perdait; on constatait un commencement de délire hypocondriaque avec fond de démence. Le traitement avec la *tauréine* fut établi un an après l'attaque en décembre 1892 et continué depuis avec des injections hypodermiques de 3 grammes tous les deux jours. L'amélioration est évidente et constante, les mouvements ont reparu à droite, la parole est presque normale, les troubles de l'intelligence rétrogradent et la mémoire revient.

(Dr Soutoul)

Observation XXVI

Paraplégie

M. D..., âgé de 40 ans, à la suite de compression ou de lésions de la moelle était atteint de paraplégie. Le malade commença par se plaindre de faiblesse des membres inférieurs; il éprouvait une fatigue rapide pendant la marche, les pieds traînaient sur le sol et leur pointe s'accrochait à toutes les aspérités. La paraplégie faisant de nouveaux progrès, la marche devint de plus en plus difficile au point que le malade avait besoin

7

d'une canne pour se soutenir; plus tard la station debout et la marche devinrent tout à fait impossibles. Toute la partie inférieure du corps était paralysée, les fonctions de la vessie étaient troublées, il y avait incontinence d'urine, troubles de la défécation, de la peau; les jambes et les cuisses présentaient souvent des ulcérations. Le traitement séquardien fut institué deux ans après le commencement de la maladie sous forme de lavements et de piqûres simultanés. L'amélioration, quoique lente, a été continuée, le mouvement au bout de six mois de traitement était à peu près revenu, les muscles qui n'étaient pas encore atrophiés ont repris leur volume normal, les fonctions de la vessie et du rectum se sont régularisées. La guérison n'est pas complète, mais l'amélioration est considérable, le malade peut maintenant marcher sans canne et faire le tour de son jardin; je compte encore une année de traitement pour obtenir une complète guérison.

((Dr Soutoul)

Observation XXVII

Paralysie générale

M. D... Félix, âgé de 46 ans, était atteint de paralysie générale avec perte de la mémoire et délire hypocondriaque, la parole était embarrassée, traînante; les lèvres et la langue étaient agitées de tremblements ainsi que les mains, les bras et les jambes; la marche était saccadée, chancelante, et devenait de plus en plus difficile. La maladie suivait une marche assez rapide et avait évolué en un an, quand nous vîmes le malade en décembre 1892. Nous commençâmes à la même époque le traitement séquardien, un lavement de 3 gr. par jour, une piqûre de 4 gr. tous les 3 jours. Aujourd'hui, après 6 mois de traitement, la parole et les mouvements sont libres, et le malade peut être considéré comme très amélioré.

La guérison sera certainement complète et durable dans un an.

(Dr Soutoul)

Observation XXVIII

Sénilité

La sénilité, c'est-à-dire l'affaiblissement phy
siologique, alors qu'il n'existe pas de lésions
morbides très prononcées, est particulièrement
curable par la méthode Brown-Séquard. Seulement le traitement doit être presque indéfiniment
prolongé, cet affaiblissement devenant un état,
en quelque sorte constitutionnel et contre lequel
il faut constamment lutter.

M. D..., colonel en retraite, âgé de 75 ans, s'é-
tait affaibli graduellement depuis 5 ans. L'amaigrissement était prononcé, la respiration super-
ficielle et incomplète, la digestion lente, la marche impossible, l'impuissance complète. Les
organes des sens : vue, ouïe, fonctionnaient mal.
Le traitement séquardien fut demandé par le
vieillard. Je conseillai, en mars 1893, une injection rectale de 4 gr. tous les 2 jours. Depuis le
mois de juillet, les transfusions n'ont lieu que
deux fois par semaine ; ce traitement a donné
les meilleurs résultats. Il s'est produit, suivant
l'expression consacrée, une *invigoration* nouvelle,
et l'organisme tout entier s'est relevé ; une constipation opiniâtre, qui durait depuis 10 ans, a
disparu ; l'engraissement a commencé, les forces
sont tout à fait revenues, l'aptitude au travail est
plus grande, l'impuissance génitale a cessé et la
santé est bonne.

(Dr Soutoul)

Observation XXIX

Ataxie

M. G..., âgé de 38 ans, est ataxique depuis
4 ans déjà ; depuis 2 ans surtout, il éprouve dans
les membres inférieurs des douleurs fulgurantes,
lancinantes, qui ont beaucoup augmenté d'intensité, dans ces derniers mois, elles apparaissent
en crises de plus en plus rapprochées. Ces douleurs se portent quelquefois sur la vessie et le
rectum lui causant des envies fréquentes d'uriner
et d'aller à la selle.

Les crises d'estomac sont nombreuses, le malade se plaint, en outre, de resserrement à la poitrine, de vide cérébral, d'affaiblissement de la vue, de gêne considérable dans la marche, principalement dans l'obscurité, de faiblesse croissante des membrs inférieurs, de constipation, de rétention d'urine. L'impuissance génitale est absolue depuis 9 mois. Les douleurs à la nuque sont si intenses, que le malade ne peut s'empêcher de pousser des cris.

Le traitement Brown-Séquard fut institué le 20 décembre 1892. Je fis, tous les deux jours, une injection hypodermique de 3 gr. de liquide organique de Tauréine. Les résultats du traitement furent les suivants :

L'appétit qui était nul est revenu, le sommeil agité autrefois et très court est aujourd'hui très calme et dure 7 heures consécutives ; les douleurs fulgurantes, les crises gastriques, la constipation ont disparu ; la marche est bien plus facile et les mouvements sont coordonnés. En résumé, M. G... peut être regardé comme en bonne voie de guérison.

(Dr Soutoul)

Observation XXX

Gastralgie

Mme L..., Germaine, couturière, âgée de 24 ans, souffre depuis 3 ans de gastralgie (crampes, névralgies de l'estomac). Jusqu'à 18 ans elle avait toujours été bien portante ; vers cette époque en rentrant de son travail elle eut froid ; plus tard les veilles, les excès de tout genre, les chagrins, une alimentation excitante, l'anémie et une maladie de matrice furent pour elle (ce qui est le cas général) les causes progressives et incontestables qui l'amenèrent à une gastralgie fort douloureuse.

La douleur éclate sous forme d'accès et l'accès habituellement spontané et indépendant de l'ingestion des aliments est précédé parfois d'éructations, de nausées, de salivations acides. Il se produit souvent aussi des vomissements difficiles à arrêter, des vertiges et des syncopes.

La douleur à la région épigastrique revêt les formes les plus variées ; elle est vive, angoissante. Tantôt elle est limitée, tautôt elle s'irradie dans le dos, sur les côtés du thorax, envahit le ventre, arrive aux reins et aux aines. Quand les accès sont violents la malade est pâle, les traits sont contractés, elle gémit, comprime les parties douloureuses et prend toutes les positions pour diminuer la douleur ; les accès durent quelques minutes parfois une heure et reparaissent souvent plusieurs fois dans la journée et quelques jours de suite pendant lesquels les souffrances sont telles qu'elle est obligée de garder le lit et ne peut supporter aucun aliment.

Puis la malade passe plusieurs jours, même quelques semaines où elle n'a plus de troubles digestifs ; la digestion est presqne normale et l'appétit ordinaire.

Depuis quelques mois, les accès, sont de plus en plus rapprochés et la malade est très affaiblie. Je commençai les piqûres en juin 1892, avec la Cérébelline : une injection de 2 grammes tous les deux jours jusqu'à quinze injections ; puis je les portai à 3 grammes et 2 fois par semaine. Ce traitement fut suspendu quinze jours et continué ensuite, quinze jours par mois. L'amélioration commença vers la quatrième semaine seulement, et ce n'est qu'à la septième semaine qu'un mieux très sensible se manifesta d'une façon incontestable.

Le cinquième mois la malade cesse les piqûres d'abord parce que ce traitement est trop coûteux pour elle et ensuite parce qu'elle n'éprouve plus que quelques légères douleurs après les repas.

La guérison s'est maintenue pendant trois mois sans traitement. C'est au mois de février seulement que Mme L... est revenue me consulter ; déjà quelques symptômes faisaient prévoir de nouvelles crises, elle a repris le traitement vingt jours par mois en injections rectales par mon nouveau procédé ; la guérison se maintient. Actuellement les digestions sont seulement un peu lourdes, mais pas douloureuses. Le succès a été brillant surtout si l'on considère l'intensité de la maladie.

(Dr Souroul.)

Observation XXXI

Gastrite aiguë et chronique

M. D..., André, âgé de 28 ans. fut très éprouvé il y a 3 ans par une gastrite aiguë provoquée par le froid, par des écarts de régime associés à une mauvaise alimentation ; cette gastrite débuta brusquement, avec de la fièvre, des douleurs à l'épigastre, des vomissements de matières glaireuses et bilieuses, appétit supprimé, soif vive, bouche sèche, langue rouge, pointue, pâteuse, urines rares et colorées ; toux fréquente, sèche, suivie de l'expectoration de quelques mucosités épaisses venant de l'estomac. A cette époque, je prescrivis au malade le repos et un régime qu'il n'a pas suivi. Depuis il a eu des troubles dyspeptiques qui annonçaient la formation lente et progressive de la gastrite chronique dont il souffre aujourd'hui. Il éprouve une douleur épigastrique vive, surtout après les repas ; il n'a plus d'appétit, il a des éructations, du ballonnement du ventre pour ainsi dire constant ; il rend le matin des mucosités glaireuses et filantes, il vomit fréquemment et surtout des aliments qui ont séjourné plus ou moins longtemps dans l'estomac. Le foie est congestionné, la constipation rebelle, le catarrhe intense, beaucoup de mucosités à l'arrière bouche, des clapotements, des gargouillements à la région stomacale qui est dilatée, et une induration que le malade croyait être un cancer. En outre quelques filets de sang dans les selles ; des pertes séminales et une diminution très marquée des fonctions génitales. Ajoutons que l'amaigrissement et le dépérissement sont considérables et que les forces sont perdues. Tels sont les symptômes éprouvés par M. D... lorsque je prescrivis les injections rectales au mois de février 1893.

Pendant un mois, il les a faites tous les jours avec 3 grammes de Tauréine, puis avec 5 grammes et deux fois par semaine.

L'amélioration a commencé vers la fin du deuxième mois. Aujourd'hui il ne reste à M. D... qu'un peu de lenteur dans les digestions et un léger ballonnement du ventre après les repas. La guérison est donc à peu près complète et quoique M. D... n'ait pas entièrement retrouvé les forces perdues il a pu reprendre son travail et le continuer depuis deux mois comme avant sa maladie.

(Dr SOUTOUL)

OBSERVATION XXXII

Asthme

M. P..., Alexandre, âgé de 36 ans, a joui d'une bonne santé jusqu'à 28 ans ; son père eczémateux et sa mère neurasthénique.

M. P... n'a pas eu de maladies. Vers l'âge de 27 ans il il ne pouvait faire de longues courses sans essoufflements et il avait sans cesse des accès d'éternuement. L'asthme nerveux et catarrhal dont il est atteint aujourd'hui débuta brusquement un an plus tard. Ses accès ont lieu le matin ou le soir vers les premières heures de la nuit. Il éprouve une contraction angoissante à la poitrine, la respiration est pénible et sifflante. Il se lève, ouvre la fenêtre, prend toutes les positions imaginables, rien ne le soulage et il étouffe toujours. Son poumon est constamment plein d'air et ne se vide jamais complètement, aussi l'inspiration est-elle courte et s'arrête brusquement ; l'expiration est lente, longue, sifflante, et convulsive, l'angoisse est extrême. La face est congestionnée, bouffie, couverte de sueur, les lèvres sontviolacées, les yeux saillants. Il y a de l'asphyxie apparente, on le croirait mourant. Il n'en est rien, car au bout de quelques minutes, tout se termine par une expectoration tantôt catarrhale, tantôt crépitante, ayant la forme de perles ou de vermicelle ; les urines sont claires et abondantes.

Après l'accès, M. P... s'endort, et le lendemain il lui reste de la lassitude et du ballonnement du ventre. Les premières années ces accès se produisaient seulement à de longs intervalles ; plus tard ils avaient lieu 4 et 5 fois toutes les 24 heures et pendant 5 ou 6 jours, puis ils diminuaient d'intensité durant 15 ou 20 jours ; ils disparaissaient alors et le malade passait 4 mois,

5 mois et 8 mois sans rien éprouver, à tel point qu'il se croyait complètement guéri.

A 35 ans, l'intervalle entre chaque crise diminue de plus en plus et actuellement c'est à peine s'il a 15 jours ou 20 jours de repos de temps à autre.

M. P... vint me consulter le 3 avril 1892. Je commençai le jour même les piqûres hypodermiques à la dose de 2 gr. tous les 2 jours. Dès les premiers jours le traitement agit sur l'élément nerveux ; les quintes de toux sont moins fortes, mais il continue à expectorer autant ou davantage. Le 2 mai, je porte la dose à 4 grammes 3 fois par semaine. A partir de ce moment M. P... éprouve un mieux très sensible qui s'accentue jusqu'à la 43° piqûre ; — Pour la première fois depuis des années il peut dormir toute la nuit et c'est à peine s'il tousse et crache un peu le matin.

Actuellement il ne reste aucun indice d'asthme et le traitement est arrêté depuis 7 mois.

(Dr SOUTOUL)

OBSERVATION XXXIII
Pleurésie chronique

Mme F... Hortense, 34 ans, eut le 14 avril 1892 une pleurésie à droite ; 3 larges vésicatoires furent appliqués successivement. Les diurétiques, les laxatifs avaient semblé tarir complètement l'épanchement en 20 à 30 jours, cependant la malade ne se remettait pas vite ; l'appétit manquait, les digestions étaient difficiles, la constipation habituelle ; elle toussait, crachait le matin et de temps à autre dans la journée. Malgré les toniques et les fortifiants, elle s'affaiblissait toujours. Arrivée à une maigreur inquiétante, elle vit se produire des symptômes de pleurésie, des douleurs et de l'épanchement reparurent. Depuis deux mois, la dame F... était dans cet état quand je fus appelé en janvier 1893. Je prescrivis des injections rectales de Tauréine à la dose de 3 gr. tous les 2 jours. Au bout de 15 jours l'appétit renaît, la face est moins pâle, l'œil est plus vif, la toux et la douleur diminuent ; un mois 1/2 après le poumon semble complètement guéri, on perçoit la respiration. Plus de traces d'épanchement, et à partir de ce moment la convalescence ne subit aucun temps d'arrêt. La guérison se maintient, mais pour prévenir une tuberculose (fréquente après la pleurésie), Mme F... continue le traitement 10 jours par mois.

(Dr Soutoul)

Observation XXXIV

Métrorrhagie

Mme B..., Caroline, âgée de 38 ans, fut réglée pour la première fois à 13 ans. Il ne survint aucun accident jusqu'à l'âge de 19 ans, époque à laquelle cette dame se maria. Après 8 jours de mariage une hémorrhagie se déclara, et se confondit avec les règles. Dans l'espace de 19 ans, la malade a fait trois fausses couches et a eu trois enfants venus à terme; les hémorrhagies ont continué pendant la grossesse et pendant l'allaitement. Quand je vis la dame B... en 1892, elle était très affaiblie. Je pratiquai les piqûres séquardiennes à la dose de 2 grammes tous les 2 jours. Au bout de deux mois les hémorrhagies cessèrent et la menstruation se rétablit régulièrement, la couleur jaune de la peau se dissipa également.

Trois mois après, la perte rouge se développe de nouveau; elle offre les mêmes caractères, le teint est pâle, un peu jaune, il y a de la maigreur, de l'affaiblissement et des vertiges. Je recommence le traitement à la dose de 2 grammes tous les 2 jours et une injection rectale de 3 gr. également tous les 2 jours en alternant avec les piqûres; l'hémorrhagie cesse de nouveau après 8 jours, le traitement est encore continué pendant 1 mois, puis repris 10 jours par mois durant 4 mois. Les hémorrhagies n'ont jamais reparu, les règles viennent régulièrement et depuis 8 mois que tout traitement a cessé, la guérison se maintient.

(Dr Soutoul)

Observation XXXV

Ramollissement cérébral

M. G..., âgé de 64 ans, était atteint de ramollissement cérébral. Il avait eu une attaque de paralysie en 1889 ; depuis il avait des troubles des sens, des hallucinations et de l'affaiblissement de l'intelligence. La mémoire était perdue, il y avait la plupart du temps, incontinence d'urine et de matières fécales. Le traitement séquardien fut institué fin décembre 1892, à la dose de 5 grammes 2 fois par semaine sous forme d'injections rectales. Il s'est produit une grande amélioration. Les troubles des sens ont disparu, l'intelligence est plus nette, la mémoire est redevenue complète, l'émission de l'urine et des selles a lieu régulièrement.

Le traitement est continué depuis cette date.

(Dr SOUTOUL)

OBSERVATION XXXVI

Cancer

Mme T..., âgée de 38 ans, avait un cancer au col de l'utérus : menstruation irrégulière, pertes fréquentes, gêne dans l'abdomen, douleur lancinante dans l'utérus, les aines et les lombes ; écoulement sanieux et fétide ; amaigrissement, teint jaune paille succédant à la pâleur, etc.

Quand je vis la malade, en mai 1892, la maladie était trop avancée pour que l'opération chirurgicale fut possible. J'instituai immédiatement le traitement séquardien : une injection rectale de 5 grammes par jour ; le traitement a duré cinq mois et a été couronné d'un grand succès ; presque tous les syptômes de cancer ont actuellement disparu. La malade et sa famille croient à une guérison complète. Je ne suis pas de leur avis, mais j'espère que cette étonnante amélioration se maintiendra longtemps.

Dr SOUTOUL.

OBSERVATION XXXVII

Néphrite chronique

Mme R..., Rosine, 29 ans, jusque là bien portante, se croyant telle, vient me consulter en novembre 1892, pour des troubles qui datent de quelques mois. Depuis longtemps elle a les jambes gonflées le soir, des douleurs de tête, de l'oppression et de l'albumine dans les urines. Elle a déjà eu successivement ou simultanément : 1° des envies fréquentes d'uriner (8 ou 10 fois en 24 heures) qui l'obligeaient à se lever trois ou quatre fois par nuit, elle urinait peu à chaque miction et la quantité rendue journellement était normale; 2° des crampes, des fourmillements, des douleurs dans les doigts et la sensation *du doigt mort* aux différents doigts de la main; 3° des bourdonnements, des tintements d'oreilles, de la dureté de l'ouïe; 4° des démangeaisons violentes à différentes parties du corps; 5° des crampes surtout dans les mollets et très douloureuses la nuit; 6° des saignements de nez; 7° de l'impressionnabilité spéciale, une sensation de froid, l'obligeant à mettre des genouillères et des vêtements très chauds; 8° au moment de s'endormir des secousses électriques; 9° les artères du front étaient tendues, flexueuses et dilatées. Les paupières, les jambes lui semblaient lourdes, enflées et les tissus étaient blancs, mous, tout en conservant l'empreinte du doigt.

En dernier lieu, des douleurs lombaires continues avec des troubles visuels, des palpitations et de l'essoufflement; de l'eczéma aux doigts de pieds et dans le cuir chevelu et la peau toujours sèche pâle, anémiée, avec transpiration rare.

Toutes ces manifestations de brightisme survenues successivement ou brusquement avaient affaibli considérablement la malade et la rendaient incapable de tout travail. Le régime lacté généralement prescrit dans cette affection était mal supporté. Elle continua cependant à prendre tous les jours 1 à 2 litres de lait bouilli et froid, des jaunes d'œufs, du laitage, de la viande, et à la fin de chaque repas une cuillerée à soupe (dans un quart de verre d'eau) de sirop induré du Dʳ Chatel. J'ordonnai en même temps une injection rectale tous les deux jours de 5 grammes de Tauréine.

Sous la double influence du sirop et du liquide séquardien la malade s'améliora rapidement; six mois de traitement avaient suffi pour faire disparaitre tous les symptômes ; il ne reste plus trace d'albumine dans les urines, et Mme R..., quoique continuant seulement la tauréine quinze jours par mois, peut être considérée comme définitivement guérie.

(Dr SOUTOUL)

OBSERVATION XXXVIII

Ictère, jaunisse

La dame L..., âgée de 58 ans, éprouva pendant quelques jours de la perte d'appétit, des nausées, des vomissements, de la constipation, des douleurs épigastriques, de la prostration, des maux de tête, de la fièvre, de l'endolorissement des masses musculaires. Plus tard ayant eu de fréquents accès de coliques hépatiques fut prise de jaunisse a la suite d'une forte émotion ; les ailes du nez ; le front, le cou et les conjonctives avaient une coloration d'un jaune noirâtre, qui, plus tard, se répandit sur tout le corps ; l'appétit était nul, les matières fécales décolorées gris d'ardoise, les urines très colorées. Je commençai en même temps que des purgatifs légers et fréquents le traitement séquardien 1 injection rectale de 3 grammes par jour ; au bout de 20 jours la coloration jaunâtre avait diminué les urines et les selles étaient normales.

(Dr SOUTOUL)

OBSERVATION XXXIX

Cirrhose

M. C..., Laurent, âgé de 40 ans ; père et mère bien portants ; il a joui lui-même d'une bonne santé jusqu'à 28 ans ; à cette époque, et à la suite de pertes d'argent et d'émotions profondes, on le vit fréquenter successivement les cafés et les marchands de vin. Il perdit bientôt le goût au travail et l'appétit ; il eut des digestions douloureuses, lourdes, difficiles, des éructations, de la gêne épigastrique avec pesanteur à l'hypochondre droit, ballonnement de l'estomac, et des alternatives de diarrhée et de constipation, et plus tard des douleurs simulant les coliques hépatiques.

L'ascite se développa progressivement, le ventre et le foie devinrent très gros; les jambes s'œdématient. Le teint d'abord olivâtre prend une teinte jaune, l'urine ne contient ni albumine, ni sucre, mais on y trouve moins d'urée que dans les urines normales. Le malade n'a plus de forces et devient tout à fait impotent; il est alité. Le 2 mai 1893 j'institue le traitement séquardien avec 3 gr. de Tauréine, 1 piqûre tous les jours. A la 30e piqûre le malade peut se lever, le teint s'éclaircit; il digère mieux, le ventre et le foie ont diminué de volume, l'enflure des jambes est amoindrie.

L'amélioration est sensible. Le traitement est continué avec des injections rectales de 5 gr. tous les 2 jours. Actuellement, 5 mois après le commencement du traitement, l'amélioration est toujours très grande et progressive. J'espère sinon une guérison, du moins une amélioration durable et définitivement acquise.

(Dr SOUTOUL)

OBSERVATION XL

Obésité

M. D..., Gustave, âgé de 42 ans, atteint d'une obésité devenant menaçante; il pesait 90 kilos, l'essoufflement et la fatigue rendaient la marche difficile. Le cœur fonctionnait mal, avec battements sourds, faibles et irréguliers, la force musculaire était diminuée de moitié, l'appétit et le sommeil étaient défectueux.

Tous les remèdes contre l'obésité avaient été essayés, massage, bains de vapeur, exercice forcé dans la mesure du possible, régime sévère, quantité de nourriture réduite au strict nécessaire, etc., rien n'avait réussi. Consulté le 15 décembre 1892, je conseillai le traitement Brown-Séquard, qui fut accepté; une injection rectale de 5 gr. tous les 2 jours fut faite pendant 6 mois. Je prescrivis en même temps le sirop du Dr Châtel (2 cuillerées à soupe dans 1/2 verre d'eau à la fin du déjeuner et du dîner.)

En un mois, M. D... avait diminué de 3 kilos. Le sirop du Dr Châtel, fondant et résolutif énergique, avait ramené dans la circulation, les amas et dépôts graisseux qui s'étaient formés et déposés anormalement sur les tissus musculaires. Le liquide séquardien en provoquant la formation de nouvelles cellules et l'expulsion de cellules usées, qui encombraient l'organisme avait établi une assimilation normale et une nutrition régulière. Cette résolution, cet amaigrissement a continué progressivement pendant 6 mois. M. D... ne pèse plus actuellement que 79 kilos. Je dois dire qu'il suit toujours le même traitement 15 jours par mois, il ne maigrit plus, son poids reste le même depuis 4 mois et sa santé est excellente.

(Dr SOUTOUL)

OBSERVATION XLI

Stérilité

Mme H... Jeanne, âgée de 39 ans, mariée à l'âge de 22 ans, avait joui d'une santé parfaite jusqu'à 28 ans; à cette époque, prévoyant la stérilité et désirant vivement avoir des enfants, sur les instances de son mari, elle prit successivement toutes sortes de drogues qui lui furent conseillées par des charlatans se disant médecins et par des sages-femmes interlopes ; sa santé s'altéra. Elle dit avoir eu une métrite, des pertes blanches, des douleurs très vives dans la matrice, etc. Elle fut examinée par des célébrités médicales qui trouvèrent l'appareil utérin sans lésion apparente. Sa santé se rétablit.

Depuis 5 ans, elle avait renoncé à toute nouvelle tentative, lorsqu'elle vint me consulter le 5 octobre 1892.

Après avoir constaté l'absence de lésions, et surtout un grand affaissement moral et physique que son mari me dit avoir toujours existé, je prescris des injections rectales de Tauréine à la dose de 4 gr. tous les 2 jours. Les premières injections produisent chez Mme H.. une grande activité; elle éprouve un moyen impérieux de marcher. Ses forces et son appétit se relèvent, la fatigue quelle avait le matin au réveil cesse presque tout d'un coup ; l'apathie, l'indolence des fonctions génésiques disparaissent au bout d'un mois et elle retrouve, dit-elle, toute l'ardeur de sa jeunesse.

Avec cette sensation de bien-être et ce besoin de vivre, elle a retrouvé aussi le bonheur moral et réalisé son rêve maternel, elle est enceinte de 5 mois, possède une excellente santé et toutes les conditions nécessaires pour terminer heureusement cette grossesse tant désirée.

Le traitement a duré 6 mois avec cette dose et a été continué avec 2 gr. deux fois par semaine; je le maintiendrai jusqu'à l'accouchement.

(Dr SOUTOUL)

OBSERVATION XLII

Convalescence

Dans les premiers jours de novembre 1892, la dame de C... me pria de venir voir sa fille âgée de 10 ans, qui lui donnait de vives inquiétudes. L'enfant avait eu, au mois de septembre, la fièvre typhoïde. Depuis cette époque, la digestion devenait de plus en plus irrégulière, s'accompagnant de diarrhée et de constipation alternatives; l'affaiblissement était tel que l'enfant refusait de marcher. Son caractère était devenu difficile et capricieux, avec perte d'appétit accompagnée d'éruptions eczémateuses à la tête et de furoncles aux cuisses et aux fesses.

Je commençai aussitôt le traitement séquardien : une piqûre tous les 2 jours de 1 gr., le 10e jour, un peu d'appétit reparaissait, les aliments étaient tolérés ; le 20e jour, l'enfant commençait à se lever et les selles étaient devenues régulières; au bout d'un mois et demi, la guérison était complète.

J'ai revu depuis l'enfant; ses fonctions digestives sont parfaitement régulières.

J'ai appliqué ce traitement dans de nombreuses convalescences chez les adultes et j'ai toujours obtenu de bons résultats. Beaucoup de gens que je ne puis citer ici, épuisés par des convalescences difficiles et prolongées que rien n'avait pu modifier, n'ont dû leur rétablissement qu'à ce traitement vraiment merveilleux.

(Dr Soutoul)

Observation XLIII

Cachexie syphilitique

M. B..., ouvrier menuisier, âgé de 58 ans, a eu à plusieurs reprises, des accidents syphilitiques ; il y a 4 ans, il eut, à la suite d'un vif chagrin, des phénomènes de névrose caractérisés. Il est devenu morose, irritable, l'appétit est capricieux, la constipation est intense, des crampes se produisent dans les membres inférieurs, surtout la nuit, et empêchent le sommeil. L'affaiblissement est tel que tout travail est devenu impossible.

Je commence le traitement séquardien le 15 janvier 1893, à la dose de 3 gr. de liquide en injections rectales tous les 2 jours, dans un mois, la situation est profondément modifiée; l'appétit est très vif, les forces se relèvent rapidement. A la fin du second mois, le malade reprend son travail et se considère comme guéri.

(Dr Soutoul)

Observation XLIV

Diarrhée chronique

M. D..., Jean, 43 ans, de complexion très faible, fut pris, le 8 février 1893, d'une diarrhée avec fièvre et resta ainsi jusqu'au 20 mai sans songer à se soigner sérieusement; à cette date, la diarrhée s'aggrava de telle sorte qu'il fut obligé d'avoir recours à un médecin. Cette diarrhée ne céda qu'au bout d'un mois de traitement énergique et laissa le malade très affaibli.

Le 8 juillet, la diarrhée reparaît avec un caractère remarquable de fétidité et d'abondance. Je fus appelé le même jour et commençai le traitement séquardien : une injection sous-cutanée de 2 gr. par jour, pendant 8 jours vint à bout de la diarrhée. Le traitement fut continué par la voie rectale avec 3 gr. tous les 2 jours ; l'état local et général s'améliora sensiblement au bout de 2 mois et la guérison est maintenant définitive.

(Dr Soutoul)

Observation XLV

Bronchite. — Influenza. — Tuberculose

M. R..., Joseph, 45 ans, rue Saint-Denis, fils de père goutteux et mère rhumatisante, a toujours été bien portant jusqu'à 38 ans ; depuis 7 ans, il a vu sa santé s'altérer à la suite d'un refroidissement et d'une forte atteinte d'influenza. Il a commencé par s'enrhumer avec une grande facilité ; ses rhumes fréquents, en hiver, ont fini par persister en été et, aujourd'hui, il tousse pendant des mois entiers et crache beaucoup. Il a maigri, est très sensible au froid, à des douleurs dans le dos, transpire la nuit, se fatigue par la moindre marche et est oppressé en montant les escaliers.

A l'examen des crachats, je trouve des bacilles de la tuberculose, et à l'auscultation de l'induration au sommet gauche avec des râles à droite.

Je prescris le 15 novembre 1892 : 1º une injection rectale de 3 grammes de Tauréine tous les 2 jours ; 2º une cuillerée à soupe de vin Iodotannique phosphate du Dr Chatel à la fin des repas, et 3º au commencement des repas les globules au tanin et à l'extrait de hêtre du Dr Camper (3 à midi et 3 le soir).

L'amélioration a commencé au 8e jour et 3 mois après M. R... se croyait entièrement guéri. Je l'ai engagé à continuer le traitement 15 jours par mois. La guérison se maintient et depuis le mois de juin, contrairement à mes prescriptions, il a cessé tout traitement.

(Dr Soutoul)

Observation XLVI

Migraine

Mlle B... Juliette, 24 ans, a des accès de migraine depuis 10 ans. Son père rhumatisant et sa mère goutteuse ont deux fils qui sont également migraineux. Fille d'un arthritique et d'une goutteuse cette maladie est bien héréditaire chez Mlle

8

B... quoiqu'elle l'attribue (ce qui pourrait être vrai) à des veillées prolongées, à des études intellectuelles trop soutenues et à des inquiétudes morales. Deux fois par mois elle a des accès qui durent au début 2 ou 3 heures, et qui se prolongent maintenant jusqu'à 40 heures; ces accès sont annoncés par un malaise général de l'inaptitude au travail, de la perte d'appétit; après une nuit d'un sommeil lourd et prolongé l'accès éclate le matin ou après déjeuner. Ce début de l'accès commence par une gêne stomacale, un état nauséeux qui va croissant, des bâillements, des vomissements sans douleur d'estomac. La douleur de tête, d'abord limitée à l'une des régions temporales, s'étale, ondule, devient diffuse; et ne s'étend bientôt qu'à un côté de la tête, le côté gauche généralement; parfois la douleur est atroce et produit la sensation d'une perforation ou d'une disjonction des os du crâne ; elle est plus contuse que lancinante et ne dépasse jamais la région sous-orbitaire.

La face est tantôt pâle, tantôt injectée, l'artère temporale, dure, saillante, bat avec violence du côté douloureux, la douleur se déplace brusquement et passe de gauche à droite ou réciproquement.

Ma malade fuit la lumière et le bruit, s'enferme chez elle, reste couchée pendant tout le temps de la crise. Elle est d'une sensibilité extrême, le moindre bruit, le plus léger frôlement des rideaux du lit, le plus petit rayon de lumière exaltent ses douleurs.

Vers la fin de l'accès la douleur de tête et l'état nerveux deviennent moins intenses, il reste un état d'abrutissement et de torpeur intellectuels qui ne disparaissent qu'avec le sommeil, mais Mlle B..., n'est véritablement guérie que lorsqu'elle a mangé.

Le 18 février 1893, je prescrivis une injection rectale tous les 2 deux jours de 4 grammes de Tauréine et 2 Dragées du Dr Brunat à midi et le soir 1/4 d'heure avant le repas. Les dragées 20 jours par mois.

La migraine, attendue le 2 mars, n'apparut que le 7 et la manifestation fut moins vive. De nouveaux accès se manifestèrent le 25 mars, mais très atténués, car tous les symptômes avaient beaucoup diminué.

La périodicité n'exista plus les mois suivants, il y eut encore quelques malaises, quelques douleurs, mais sans date fixe. Après 6 mois de traitement, Mlle B..., était complètement guérie. Elle a continué les injections rectales de 5 gr. 4 fois par mois depuis 2 mois.　　　(Dr SOUTOUL.)

OBSERVATION XLVII

Névralgie

M. T... Jules 32 ans, est atteint de douleurs névralgiques depuis 3 ans; il en attribue l'origine au froid et à une carie des dents, causes fréquentes des névralgies. Après avoir questionné mon malade et examiné attentivement sa constitution, je les crois dues à son état rhumatisant, eczémateux et anémique.

M. T..., éprouve généralement des douleurs continues qui éclatent par accès au moindre courant d'air, ou de frôlement de la peau, quelque fois sans cause appréciable; quand elles sont continues c'est un endolorissement de la région envahie et quand elles sont exagérées, leur durée varie de quelques minutes à 1 heure. Ce sont des secousses douloureuses dont l'acuité est parfois excessive, se succédant coup sur coup à intervalles plus ou moins rapprochés. Tantôt ces douleurs se portent sur l'intestin et produisent des coliques intenses, tantôt elles atteignent l'estomac, sous forme de crampes et de gastralgies; tantôt elles sont errantes et intercostales, mais le plus souvent elles sont céphalalgiques et périphériques, affectant plus spécialement la face du côté gauche au-dessus et au-dessous de l'œil et le menton.

.Lorsque la douleur est violente les muscles sont agités, convulsifs, la température élevée, le visage rouge et les battements des artères accélérés.

J'ordonnai 1o Dragées du Dr Brunat 2 à midi et 2 le soir 1/4 d'heure avant les repas 20 jours par mois, 2o injections rectales de Tauréine qui furent commencées le 28 janvier 1893, deux fois par semaine à la dose de 5 grammes. L'amélioration no fut sensible qu'à la fin du troisième mois et elle continua progressivement jusqu'au cinquième. Depuis un mois que le traitement a cessé M. T..., n'éprouve aucune douleur. Je lui ai conseillé de reprendre le traitement tous les 2 mois pendant 1 mois, 2 fois par semaine. (Dr SOUTOUL.)

OBSERVATION XLVIII
Maladie du cœur. — Hypertrophie

M. P... Félix, rue Turbigo, 43 ans, est atteint d'hypertrophie du cœur depuis 4 ans, due d'abord à des excès de tout genre, abus de boisson et de tabac; et plus tard à des lésions de l'orifice aortique, des bouffées de chaleur, des éblouissements, des tintements d'oreilles, des maux de tête, des vertiges, des saignements de nez, battements des carotides, un pouls bondissant, des palpitations, des étouffements, de l'anxiété précordiale, des accès de dyspnée, tels furent les débuts de la maladie de M. P... Actuellement, il a le teint blafard d'un anémique, l'haleine courte, des accès d'oppression et des palpitations avec tendance à la syncope, il étouffe et perd quelquefois connaissance. Les pieds, les jambes, les cuisses, le scrotum et le tronc sont enflés, œdématiés; la peau s'épaissit, rougit et devient le siège d'érythème; le poumon est congestionné, l'hydropisie s[illegible]re dans la plèvre et le péritoine. Le m[illegible]ut rester couché ni dormir. Les purga[illegible]étiques et toute la médication classique [illegible]duisent plus d'effet et le lait est difficilemen[illegible]éré.

Le 1er mai 189[.], je prescris : 1o Vin du Dr Lanot, 1 cuillerée à soupe 3 fois par jour après le lait.

2o Une injection hypodermique de 2 grammes tous les 2 jours de Tauréine et une injection rectale de 4 grammes, également tous les deux jours en alternant.

Le 7e jour, l'oppression et l'enflure commencèrent à diminuer, le lait fut mieux toléré. A la 15 injection tous les symptômes s'étaient amendés. Cette amélioration a été en progressant jusque fin juin, date à laquelle on supprima les injections hypodermiques. M. P... peut maintenant marcher, les accès d'oppression ont disparu, il reste peu d'œdème. Si l'on songe que le cas était ici désespéré et la mort certaine au bout de 8 à 15 jours, on est surpris d'une si étonnante amélioration qui non seulement se maintient, mais augmente encore tous les jours. (Dr SouToul.)

Observation XLIX

Neurasthénie syphilitique

M. N... Jean, négociant en meubles, 35 ans, a eu la syphilis à 23 ans. Aucune maladie dans la famille, frère et sœur bien portants. A joui lui-même d'une bonne santé jusqu'à 23 ans; à cette date, après les accidents primitifs consistant en une petite érosion non douloureuse, il eut une céphalée intense, (surtout la nuit). mal à la gorge, des ulcérations à la langue, aux gencives, des rougeurs et des boutons sur le corps, des grosseurs aux aines et derrière le cou, de la pâleur et de l'amaigrissement. Dix mois ou un an plus tard, quoique mal soignée. cette affection avait complètement disparu, à part quelques boutons qui apparaissaient de temps en temps à la figure, au cou ou aux jambes.

Il se maria à 25 ans, sa femme fit deux fausses couches et enfin. à la troisième grossesse, elle eut un enfant chétif. malingre, difforme, qui heureusement ne vécut que 8 mois.

De 27 à 33 ans, M. N.... crut qu'il était complètement guéri. En effet, il jouissait d'une très bonne santé et c'est seulement à partir de cette dernière date qu'il commença à éprouver des malaises. Il était irritable, se contrariant à tout propos. Il se sentait moins fort, n'avait plus de goût pour le travail, était las le matin, il avait l'esprit lourd, la volonté indécise et les fonctions génésiques nulles.

Deux ans plus tard le mal avait empiré, il était tourmenté par des vives souffrances, des maux de tête présentant au sommet une sensation de broiement, de perforation, des douleurs dans les jambes à la plante des pieds s'exagérant par la marche; des digestions lourdes, douloureuses;

des palpitations de l'essoufflement à la moindre marche.

Il restait des heures assis, seul, morne silencieux, ne pouvant remuer un meuble, incapable, me disait-il, de changer une chaise de place, de porter, à certains moments, la main au-dessus de sa tête. L'intelligence était brouillée, l'impuissance complète, la mémoire perdue, il oubliait tout et était devenu incapable de s'occuper de son commerce.

Cependant M. N... n'avait aucune léosion apparente ; il avait bon appétit, le teint frais et pas d'amaigrissement ; mais il avait pris la société en horreur, ne voulait fréquenter personne en dehors de son commerce.

Il avait consulté des médecins célèbres, spécialistes qui avaient prescrit des préparations mercurielles, de grandes quantités d'iodure de potassium, des douches, l'électricité, etc. Cette médication n'avait servi qu'à délabrer son estomac excellent auparavant.

Je commençai les piqûres de Tauréine en mars 1891 à la dose de 2 grammes tous les deux jours. L'amélioration ne commença que vers la fin du premier mois ; la lassitude et les maux de tête disparurent les premiers, la force, le goût au travail furent très appréciable du quatrième au cinquième mois du traitement. Au troisième mois j'avais porté la dose de liquide organique à 5 gr. deux fois par semaine. Huit mois après M. N... avait recouvré entièrement sa santé. En juillet 1892, après une grossesse très heureuse, sa femme mettait au monde un gros garçon très vigoureux qui fait actuellement le bonheur de ses parents.

(Dr SOUTOUL)

OBSERVATION L

Sénilité, Affaiblissement, Impuissance.

M. F. Albert capitaine en retraite, 75 ans a joui d'une bonne santé jusqu'à 70 ans. Depuis trois ans, il éprouvait un affaiblissement considérable, il avait maigri, les digestions étaient incomplètes, douloureuses ; les fonctions génésiques vivaces jusqu'alors avaient diminué progressive-

ment et s'étaient enfin supprimées complètement
depuis dix mois. La moindre marche l'essoufflait
et le faisait transpirer abondamment; l'appétit
était nul, la constipation opiniâtre, le sommeil
faisait complètement défaut.

M. F... commença le 8 juin 1893 les injections
rectales à la dose de 3 grammes de Tauréine tous
les jours. Vers le 20 juin il éprouvait déjà un
mieux très sensible qui augmenta les jours
suivants.

A la fin de juillet, tout à fait rajeuni, M. F...
partait en Suisse; la puissance génitale entièrement retrouvée, l'appétit, les forces et l'embonpoint revenues.

Il m'écrivait dernièrement qu'il faisait des
excursions très longues, luttant de vitesse, de vigueur et d'endurance à la fatigue avec les hommes
les plus solides de la région.

Il a toujours continué le traitement à la dose de
2 grammes tous les deux jours.

(Dr SOUTOUL)

La place étant limitée dans un cadre aussi
restreint, j'ai dû choisir les observations
qui m'ont paru présenter le plus d'intérêt parmi les deux ou trois cents que je possède et
dont un grand nombre m'a été fourni par la
clinique et le dispensaire spécial du n° 27
boulevard de Strasbourg.

J'ai pris pour chaque maladie l'observation
où le traitement a produit les meilleurs résultats, étant donné la gravité exceptionnelle et
les nombreuses manifestations douloureuses
ou troubles divers que présentait cette maladie. Je dois dire à mes lecteurs que j'ai eu à
traiter d'autres maladies désignées par les
mêmes noms que celles indiquées ci-dessus
mais qui présentaient une partie seulement
des symptômes exposés dans mes observa-

tions. Il arrive souvent, en effet, qu'on ne trouve dans une maladie qu'une partie des manifestations qu'elle doit avoir : elle n'en porte pas moins le même nom que celles où on les rencontre toutes. Les différents cas graves ou bénins que j'ai soignés par la méthode Brown-Séquard m'ont donné presque toujours d'excellents résultats.

Cependant je ne présente pas cette médication comme infaillible ; on a éprouvé des insuccès, quoique très rarement, et il serait téméraire de compter toujours sur la réussite.

Ce qu'il faut prendre en grande considération, c'est que ce traitement est absolument inoffensif pour les malades, les gens affaiblis ou bien portants ; qu'on peut avec confiance en faire l'essai sans courir le moindre risque d'aggraver son affection.

Actuellement, sur 200 malades ayant suivi le traitement régulier, 35 n'ont obtenu aucun résultat, 110 ont eu des améliorations très remarquables et 55 sont arrivés à des guérisons étonnantes et inespérées.

OBSERVATIONS

PUBLIÉÉS PAR

DES MÉDECINS FRANÇAIS ET ÉTRANGERS

Un des premiers, le Dr Labrosse, en Algérie, employa contre le cancer les injections séquardiennes. Il obtint d'excellents résultats qui ont été encore dépassés depuis que les expériences se sont multipliées. Le premier cas de cancer traité par les injections séquardiennes a été cité tout au long par le Dr Labrosse :

Mme X.,. était atteinte de cancer utérin inopérable, elle était arrivée à la dernière période : cachexie, teint jaune paille, etc., elle était condamnée à garder la chambre. Après 12 injections, elle put marcher et se promener ; les sécrétions utérines qui étaient très abondantes et fétides avaient cessé de se produire.

Le Dr Vanot, déjà cité, fut l'un des premiers à expérimenter les injections dans la stérilité. Sans doute, Brown-Séquard avait déjà constaté sur lui-même que les injections rendent le travail intellectuel plus facile, que la force musculaire augmente, que la miction et la défécation, si souvent difficiles chez les vieillards, recommencent à s'effectuer régulièrement et il avait pu faire disparaître très facilement une ancienne faiblesse consécutive à une entérite.

Ce n'était là qu'un cas isolé, le Dr Vanot constate chez ses vieux malades l'augmentation de la force musculaire, une excitation nerveuse générale surtout cérébrale, de l'excitation génitale dans presque tous les cas, la régularisation des fonctions viscérales et génésiques.

MM. Villeneuve (de Marseille), H.-P. Loomis sont arrivés à peu près aux mêmes résultats. M. Villeneuve a injecté à des femmes âgées du suc ovarien de cobaye ; dans deux cas, les effets ont été remarquables ; dans deux autres, ils ont été nuls. M. Fleury (de Lille) a vu les injections réussir chez des enfants affaiblis ; il n'y a pas eu d'excitation vénérienne.

Pestalozza considère le suc organique comme utile dans tous les grands épuisements de l'organisme survenus sous l'influence de causes morbides variées.

Les injections de suc organique ont été très préconisées dans l'ataxie locomotrice (Depoux, Brown-Sequard, Gibert, d'Arsonval, Remouchamps). Les principaux symptômes de la maladie semblent pouvoir disparaître complètement ; les malades n'ont plus d'incoordination motrice et peuvent se livrer à des exercices exigeant une grande précision dans les mouvements (escrime) ;

la marche devient facile même dans l'obscurité ; les troubles viscéraux cessent ; en un mot, l'amélioration va souvent jusqu'à revêtir l'aspect de la guérison, bien que, habituellement, le réflexe rotulien continue à faire défaut. Dans plusieurs des faits rapportés, le diagnostic a été discuté assez sérieusement pour qu'il soit possible d'éliminer complètement l'idée de pseudo-tabès.

Du reste, M. Brown-Séquard le reconnaît parfaitement, le liquide organique est loin de réussir dans tous les cas d'ataxie ; cependant, sur 56 cas actuellement publiés, il n'y a eu que 9 insuccès.

OBSERVATION

Ataxie locomotrice guérie par le liquide organique

Guérison confirmée par Brown-Séquard.

(Communication faite, dans la séance du 30 mai 1891, à la Société de Biologie.)

M. X..., ex-sergent maître d'armes, est venu me consulter le 1er mai 1890. Malade depuis décembre 1889, il a été obligé par ordre d'entrer à l'hôpital militaire du Val-de-Grâce. M. Du Cazal, médecin principal, ayant constaté l'existence de l'ataxie locomotrice et se trouvant impuissant à empêcher les accidents de croître de jour en jour, a proposé la réforme, qui a été prononcée le 22 avril 1890.

Avant d'examiner le malade, je lui demande de me faire connaître les débuts de la maladie, son état au moment de l'entrée à l'hôpital et les divers moyens employés par le médecin traitant.

(A) *Débuts de la maladie.* — En décembre 1889, le malade, qui avait les ganglions du cou engorgés, s'est aperçu qu'il n'avait pas la marche aussi sûre, et que les services habituels qu'il demandait à ses jambes dans l'exercice de sa profession n'avaient plus leur précision habituelle. En marchant, il heurtait toujours le sol avec le talon en ramenant fortement, malgré lui, le pied en arrière. Il existait aussi à ce moment des taches rouges à la paume des deux mains ; le malade croyait que c'étaient des durillons.

Le manque d'équilibre dans la marche et dans les diverses positions qu'il était obligé de prendre ayant augmenté, le malade entra à l'hôpital.

(B) *Etat au moment de l'entrée à l'hôpital du Val-de-Grâce.* — Les désordres dans la marche sont encore plus accentués qu'au début. Le malade peut néanmoins monter encore en omnibus et en descendre sans faire arrêter, si l'allure des chevaux est un peu ralentie. C'est après une chute faite en descendant d'omnibus que le malade se décide à entrer à l'hôpital. Il lui était d'ailleurs déjà impossible à ce moment d'exercer sa profession de maître d'armes.

A son entrée à l'hôpital, on constate en plus : 1° l'abolition complète du réflexe rotulien ; 2° la diminution très grande (presque la disparition) de la puissance des organes génitaux ; 3° l'impossibilité de se tenir debout, sur une jambe, les yeux fermés.

Pendant son séjour à l'hôpital, le malade est soumis à une observation rigoureuse qui fait reconnaître : 1° que le malade ne se rend pas compte de la position où se trouvent ses jambes quand il est au lit; 2° qu'il n'y a pas paralysie, puisqu'un stagiaire très musclé n'a pas pu ployer la jambe étendue du malade en employant toutes ses forces ; 3° que les yeux sont intacts, l'examen en a été fait par M. le médecin principal Chauvel; 4° que les accidents observés à la paume des mains sont de nature syphilitique.

(C) *Traitement suivi à l'hôpital.* — L'hydrothérapie sous forme de douches, les pointes de feu sur la colonne vertébrale, la pendaison (trois fois seulement), et l'iodure de potassium, voilà les moyens employés à l'hôpital militaire du Val-de-Grâce.

L'iodure de potassium a été donné, dès le début, à la dose de 4 grammes, et l'on est arrivé, en augmentant chaque jour de 50 centigrammes, à la dose quotidienne de 14 grammes, qui a été administrée pendant dix-sept ou dix-huit jours consécutifs.

Le malade, allant de mal en pis, malgré ce traitement, fut réformé.

(D) *Etat du malade le 1er mai, lorsqu'il se présente à moi.* — Le malade, étant sur la chaussée, ne peut plus monter sur le trottoir. Il ne peut plus marcher qu'en s'appuyant d'une main sur une canne et de l'autre sur le bras de la personne qui l'accompagne. Quand il est assis, c'est avec la plus grande difficulté qu'il se lève en s'aidant de sa canne et en donnant la main à quelqu'un. Il lui est impossible de se tenir debout, les yeux fermés, les jambes écartées ou rapprochées. Il a journellement des crampes dans les mollets ; il y a anesthésie de la plante des pieds, abolition complète de réflexe rotulien, impuissance absolue des organes génitaux. En outre : la paume des mains et les doigts sont le siège de picotements et de tremblements ; la lèvre inférieure et la supérieure sont insensibles ; la vue est un peu faible. Le malade dit avoir éprouvé quelquefois des douleurs fulgurantes dans les genoux.

(E) *Traitement par les injections sous-cutanées de liquide organique.* — Les professeurs de l'Ecole de médecine militaire du Val-de-Grâce ont une réputation scientifique justement méritée. Avant de proposer un soldat pour la réforme, ils le soumettent toujours à une observation sévère, minutieuse. Je me trouvais justement en présence d'un malade reconnu incurable par M. Cazal, médecin principal de l'armée, professeur à l'École du Val-de-Grâce, ainsi que par les membres de la Commission spéciale de réforme de la subdivision de Paris.

J'étais entièrement de l'avis de ces honorables confrères. Néanmoins, étant donné les guérisons vraiment étonnantes que j'ai déjà obtenues par les injections sous-cutanées d'un liquide retiré des glandes séminales mâles, je commençai, séance tenante, ce traitement que l'on doit aux travaux de M. Brown-Séquard.

Pendant trois semaines, du 1er au 21 mai, une injection d'un centimètre cube est faite deux fois par semaine; du 22 mai à la fin de juillet, une injection d'un centimètre cube trois fois par semaine. Pas d'injection durant tout le mois d'août.

Pendant ce temps, chaque jour, voltaïsation ascendante de la colonne vertébrale; 10 milliampères pendant trois minutes.

Du 1er septembre au 20 octobre, j'ai fait une injection tous les deux jours. Au 20 octobre, j'ai cessé tout traitement.

Une heure après chaque injection, le malade se trouvait toujours plus fort. Dès la première injection, il a ressenti les bons effets de ce traitement; à la quatrième injection, il a eu un peu de fièvre; au niveau de la piqûre, on remarquait un gonflement et une rougeur de 5 à 6 centimètres de diamètre.

A la fin de juin, le malade pouvait commencer à se baisser, à *se fendre* et à *bêcher*. Il pouvait faire seul des promenades d'une heure.

Le 14 juillet, il a pu marcher pendant 5 heures consécutives. A la fin d'octobre, il commençait à donner des leçons d'armes. Tous les jours, il travaillait à la salle le matin et l'après-midi. Au mois de décembre dernier, il prenait part à un assaut public, et, depuis cette époque, toutes les trois semaines il constatait des progrès sensibles.

Depuis le 7 février (jour de l'assaut annuel de la salle), le malade dit que ses forces ont augmenté de plus d'un quart. Pour lui, il se sent aussi fort et aussi bien portant qu'avant d'être malade. Il a retrouvé tous les moyens qu'il avait auparavant comme tireur et comme professeur d'armes. Il peut faire et il a fait ces temps derniers jusqu'à huit, dix et même douze assauts d'armes consécutifs, en un jour Il sent simplement que la jambe gauche est un peu moins forte que la jambe droite. De plus, je constate que le réflexe petit rotulien n'est pas tout à fait revenu à son intégrité normale.

Ce résultat, qui se passe de tous commentaires, a été obtenu en quatre mois et demi de traitement, et il y a sept mois que le traitement est terminé.

(Dr DEPOUX.)

Après cette communication, l'illustre Brown-Séquard, professeur au Collège de France, lit une note du D^r Du Cazal, remise à la Société de biologie par le Dr Levras, éminent professeur du Val-de-Grâce. Cette note confirme ce qui a été dit par le Dr Depoux au sujet de la santé de ce maître d'armes avant le traitement séquardien.

Le professeur Brown-Séquard ajoute :

« J'ai fait remarquer que ce fait si décisif n'était pas le premier cas de guérison de l'ataxie locomotrice par les injections de liquide organique.

« J'ai vu et examiné avec soin le maître d'armes qui a été présenté à la Société. Il n'y a plus trace d'ataxie ; la sensibilité est revenue, et même, — ce qui n'est pas rare après de l'anesthésie. — Il y a eu un peu d'hypéresthésie tactile aux membres inférieurs.

« Le sens musculaire, dans tous ses modes, est parfait dans tous les membres. La puissance sexuelle, qui avait été complètement perdue, est maintenant à l'état normal.

« Les muscles des membres inférieurs qui avaient été un peu atrophiés sont maintenant énormes et d'une fermeté considérable, comme avant la maladie. Ils sont tout aussi vigoureux que dans l'état antérieur de santé de cet individu.

« La vision est parfaite, et il ne reste de la maladie qu'une insignifiante diminution du réflexe rotulien. Je dois ajouter qu'il n'y a pas eu et qu'il n'y a point trace de névropathie chez ce maître d'armes. » (1)

OBSERVATIONS DU D^r D'ARSONVAL
Professeur au Collège de France

OBSERVATION I

Affaiblissement, incontinence d'urine

M. P..., cinquante-cinq ans, savant éminent, a vu sa santé s'altérer graduellement à la suite de travaux considérables et de veilles prolongées. Le travail cérébral était devenu fort pénible, les digestions mauvaises, les nuits sans sommeil. Le moindre effort musculaire amenait un épuisement rapide ; la marche était difficile. Il

---

(1) Comptes rendus de la Société de biologie, 1891, p. 440.

y avait parésie du sphincter vésical et émission incons-
ciente d'urine, rachialgie et accès de fièvre intermittente alternant avec des frissons et une sensation de
froid presque continue, surtout aux extrémités.

Injections quotidiennes de 1 gramme de liquide au
vingtième. Dès la troisième injection, la tonicité du
sphincter vésical avait reparu, suppression également
des accès de fièvre et de la sensation de froid. Au bout
d'une semaine, la capacité de travail cérébral était
normale, et la marche était devenue assurée sans causer
de fatigue. Le malade est revenu complètement à la
santé au bout d'un mois. Depuis huit mois les injections ont été régulièrement continuées et toujours avec
le même résultat. Le sujet peut suspendre son traitement pendant dix à douze jours, mais, au bout de ce
laps de temps, il est obligé d'y revenir.

OBSERVATION II

Neurasthénie

Dr L...., cinquante ans, praticien, ayant une clientèle très chargée, arrive au laboratoire en janvier, et me
demande d'essayer des injections. Constipation opiniâtre, anorexie, vertiges, insomnie, en somme neurasthénie complète. Je lui remets du liquide, et il se fait chaque jour 2 injections de 1 gramme, chaque liquide au
vingtième. Dès le second jour, la constipation disparaît,
à la grande joie du malade, et ne se montre plus. M. L...
continue le traitement en espaçant les piqûres, et peut
vaquer depuis, sans fatigue, à ses nombreuses occupations.

OBSERVATION III

Neurasthénie

M. X..., trente ans, membre de l'enseignement, attaché
à un de nos principaux laboratoires, est adressé au laboratoire par son chef. Neurasthénie complète, travail
intellectuel impossible, vertiges à chaque instant avec
soufflement d'oreilles, névralgies erratiques violentes et
céphalée presque continue, troubles gastriques et constipation opiniâtre. Commence en mai 1891 les injections (1 gramme de liquide au vingtième chaque jour).
A la cinquième injection, la constipation, la céphalée et
les vertiges ont disparu. Vers la fin du mois, le malade
avait recouvré une parfaite santé et n'a pas eu de re-
chute jusqu'à la fin de juillet, où j'ai cessé de le voir.

OBSERVATION IV

Relèvement des forces

J'ai pu constater sur moi-même, et à plusieurs reprises, les effets toniques si puissants des injections de
liquide organique. Le résultat a été surtout remarqua-

ble au point de vue de la résistance à la fatigue corpo-
relle et intellectuelle. Dans mon cas, les injections,
ayant d'abord été faites le soir au moment du coucher,
produisirent de l'agitation et de l'insomnie. Le même
effet m'a été signalé par deux de mes amis, qui s'étaient
soumis au traitement. On évite ce léger inconvénient
en faisant, comme je l'ai toujours fait depuis, les injections avant le déjeuner.

OBSERVATIONS FAITES DANS DES HOPITAUX

Le vaccin Brown-Séquard a, lui aussi, été expérimenté dans les hôpitaux. Il est de mode aujourd'hui d'essayer toutes les nouvelles substances, dans les nouveaux traitements, dans ce grand
laboratoire humain. Epreuves peu concluantes
cependant, car on expérimente sur des malades
d'exception, qui, épuisés par des fatigues exces-
sives, une mauvaise aération, une nourriture insuffisante, viennent tomber mourants, incurables,
dans le dernier et le seul asile qui leur soit ou-
vert. Pour ces sujets, le travail de régénération
paraît impossible; pourtant cet impossible, le
liquide organique l'a opéré.

Dans les hôpitaux même, on a noté des guérisons inespérées, des améliorations sensibles,
nous donnons les résultats tels quels.

OBSERVATIONS DU Dr VARIOT
(Hôtel-Dieu de Paris).

OBSERVATION I
Ataxie locomotrice

M. E..., quarante-deux ans. Ataxie locomotrice, l'incoordination des mouvements rendant la marche presque impossible. 22 janvier, injection de 2 centimètres
cubes. Dès le lendemain, le malade accuse une notable
amélioration. La force revient, dit-il, dans ses jambes;
la marche paraît un peu meilleure. Il est moins sensible au froid : il est très satisfait, son sommeil est meilleur ; il a des selles naturelles, ce qui ne lui arrivait
pas ; il affirme sentir plus de souplesse dans ses membres ; sa vue s'est améliorée. Il n'a eu que 8 injections.

OBSERVATION II
Tuberculose

M. N..., trente-deux ans. Vaste excavation tuberculeuse sous-clavicule droite. 18 janvier, injection 2 gr.
de liquide organique. Appétit s'augmente ; malade très
satisfait du traitement ; sommeil meilleur, nuit sui

vante. Le 19, expectoration devient presque nulle. Le 22, disparition absolue de sueurs nocturnes ; appétence génitale. Le 24, amélioration continue ; sommeil très calme sans quintes de toux.

OBSERVATION III
Tuberculose

M. P..., trente-deux ans. Lésion cavitaire circonscrite au sommet poumon droit. Nutrition générale encore bonne : c'est un tuberculeux et non un phtisique, mais il avait d'abondantes sueurs et des crachements de sang. Le malade prétend avoir dormi mieux que depuis trois ans, la nuit qui a suivi la première injection (2 centimètres cubes de liquide). Après 4 autres injections quotidiennes, les sueurs ont complètement cessé. Au bout de trois semaines, le malade se trouve assez bien du traitement, mais il sort de l'hôpital, les signes cavitaires persistant.

OBSERVATION IV
Tuberculose

M. R..., vingt-quatre ans. Infiltration tuberculeuse étendue du sommet des deux poumons ; tuberculisation intestinale : congestion à base des poumons. Forme fébrile. Le 19 janvier, on commence des injections de 2 centimètres cubes du liquide, à faire chaque jour. Chute de la température. Le 20, élévation thermique le soir · appétit diminué. Le 21, léger abaissement thermique, sueurs nocturnes ont disparu. Le 22, sommeil devient meilleur ; sueurs n'ont pas reparu ; diarrhée diminue, mais toux persiste, expectoration aussi abondante. Le 25, sueurs ont un peu reparu. On continue injections : on en fait 14, après lesquelles aucun changement n'a été constaté.

OBSERVATION V
Tuberculose pulmonaire et intestinale

Homme, vingt-neuf ans. Tuberculose pulmonaire et intestinale. Diarrhée, fièvre, amaigrissement, etc. Injections de 2 centimètres cubes du liquide quotidiennement pendant une semaine, sans amélioration, excepté que les sueurs, qui étaient très abondantes, ont été à peu près supprimées.

OBSERVATION VI
Paralysie agitante

Homme, soixante-seize ans. Paralysie agitante. Ne peut se tenir debout ni lever les jambes au-dessus du plan du lit. Il n'y a d'amélioration manifeste qu'après la quatrième injection (de 2 centimètres cubes). Le malade, très satisfait, a pu lever la jambe droite (la plus faible des deux), à plusieurs reprises, à 25 centimètres au-dessus du plan du lit. Il peut marcher un peu (quelques pas). Malheureusement, on n'a pu lui faire que 8 injections.

OBSERVATION VII

Hémiplégie

Homme, soixante-quatre ans. Hémiplégie gauche ; contracture du bras ; réflexes exagérés. Après quelques injections de 2 centimètres cubes (il y en a eu 12), appétit augmenté ; forces en partie revenues, moins de torpeur ; bras paraît moins rigide, sensibilité moins obtuse.

DÉCLARATION ET RÉSUMÉ DES OBSERVATIONS

Dᵣ DUMONTPALLIER (Hôtel-Dieu de Paris.)

Maladies de poitrine

« Dès les premiers jours des injections, les malades se trouvaient mieux, leur appétit était meilleur, l'expectoration diminuait de quantité et la toux de fréquence. Les sueurs nocturnes étaient moins abondantes ; le sommeil était meilleur, et les malades réclamaient l'usage régulier des injections. Ils disaient se sentir plus forts et en général ils demandaient leur sortie de l'hôpital cinq à six semaines après le début du traitement et ayant eu 59, 47 ou 56 injections.

« Il est regrettable que l'examen bacillaire des crachats n'ait pas été pratiqué et que le poids des malades n'ait pas été pris au commencement et à la fin du traitement Quoi qu'il en soit, il convient de tenir compte de l'amélioration que les malades accusaient dans l'état général de leur santé — et cela est d'autant plus remarquable qu'aucun traitement autre que les injections n'était prescrit, et que le régime alimentaire seulement et le repos pouvaient avoir leur part dans le mieux constaté. Les faits établissent que, pendant toute la durée du traitement unique par les injections (et le retour de l'appétit ayant permis d'alimenter les malades), *un mieux bien appréciable a été constaté par toutes les personnes qui observaient les malades.*

« A l'appui des remarques ci-dessus, je joins trois feuilles de relevé des températures qui témoignent de la régularité avec laquelle les injections ont été pratiquées et du soin avec lequel les températures ont été prises. Il est, je crois, très important de noter que, pendant toute la durée du traitement, la température, qui était prise dans le rectum par, des thermomètres à maxima, n'a jamais été supérieure à 38° et que le plus souvent elle oscillait entre 37° et 37°,6. »

OBSERVATIONS DU Dr HÉNOCQUE
(Hôpital de la Charité de Paris.)
(Service du Professeur Cornil.)

OBSERVATION I
Pneumonie

M. O..., atteint de pneumonie au premier degré du 15 au 20 mars, on injecta 14 centimètres cubes de liquide organique. L'état général du malade s'améliora rapidement. Il gagna 1 kilog 5 en neuf jours. La quantité d'oxyhémoglobine, qui était de 9,3 p. 100, s'éleva à 11 p. 100. Pendant les cinq jours d'injections, la température oscilla entre 36°,6 et 37°,8. Le dynamomètre montra une augmentation de forces. Les sueurs nocturnes diminuèrent dès la seconde injection. Malheureusement le malade sortit de l'hôpital.

OBSERVATION II
Phtisie

M. U..., vingt-huit ans. Phtisie au deuxième degré, 31 injections de 3 centimètres cubes de liquide organique, du 11 avril au 23 mai 1891. Il y a eu chez ce malade : amélioration de l'état général, qui s'est montrée par une augmentation de poids et la quantité d'oxyhémoglobine, absence de fièvre, la régularisation de la température; le relèvement des forces, qui a été très prononcé. L'état organique des poumons s'est amélioré à gauche, et il est resté stationnaire à droite. En mars il a eu une fièvre très vive. En avril, avant les injections, le malade allait mieux, mais il avait encore de la fièvre, et, comme on peut le voir, surtout les 5, 7, 9, 10 et 11 avril Le jour où l'on a commencé les injections, le 11 avril, le thermomètre a marqué 38°,6; mais, le lendemain matin, il n'était qu'à 37°, et, à partir de ce jour-là jusqu'au 28 mai, il est resté presque constamment entre 37° et 37°,8, température normale du rectum.

OBSERVATION III
Phtisie

M. C. B..., atteint de phtisie au premier degré, compliquée de glycosurie. Faiblesse considérable; température élevée : 39°,2, le matin; 38°,2, le soir. Sucre urinaire, de 4 à 10 grammes par jour. On fit 26 injections de 4 centimètres cubes chacune. Pendant la période des injections, la température a oscillé de 37° à 38°,2. Poids augmenté de 1 kilogramme. Amélioration des forces, rapide d'abord, puis progressive. La quantité d'oxyhémoglobine, qui était de 9 p. 100 le jour de la première injection, après des oscillations, a atteint 11 p. 100 quatre jours après la dernière injection. L'activité des échanges s'est élevée de 0,45 à 1,10.

OBSERVATION IV
Pneumonie et Phtisie

M. D. P..,, trente-deux ans. Pneumophymie; phtisie laryngée, période ultime. Mangeait et dormait à peine depuis plusieurs semaines; toux incessante; aphonie complète; plus de deux litres d'expectoration purulente par jour, état cachectique extrême. Malgré ces très mauvaises circonstances, les injections organiques pendant une vingtaine de jours produisirent une amélioration évidente; l'expectoration diminua, le malade prit de la nourriture; il put parler; la température rectale tomba de 38°,8 à 37°, 5, dans les trois premiers jours des injections, et du 25 mars au 30 avril, elle resta entre 37° et 38°; il y a eu arrêt de la perte de poids.

OBSERVATIONS DU Dr LEMOINE (Hôpital de Lille).

OBSERVATION I
Tuberculose (Maladie de poitrine)

Mme G. D..., dix-huit ans. Tuberculose pulmonaire au premier degré; état général mauvais; appétit presque nul; pas de règles depuis trois mois. A partir du 14 février, injection quotidienne : 1 centimètre cube de liquide organique. Le 16, malgré un peu de fièvre (37°,9 le soir), un plus alerte; mange un peu mieux. Le 17, pas de fièvre (soir); rachialgie violente; bon appétit. Le 19, règles venues; état général meilleur; gaité et vigueur reviennent. Rachialgie diminuée; appétit très grand. Le 21, suractivité et pétulance notoires; excitation génésic e assez vive. Le 10 mars, injections suspendues depuis quelques jours, pourtant amélioration continue; les joues se colorent. Le 12, état général excellent. Toutes les fonctions normales (menstruation, digestion, sommeil, etc.). Le 17, amélioration s'est continuée, excitation génitale. Le 31, se croyant absolument guérie, la malade sort de l'hôpital. Du 14 février au 31 mars, son poids s'est augmenté de 2 kilogrammes; la lésion pulmonaire est stationnaire, mais la malade ne tousse et ne crache pas.

OBSERVATION II
Tuberculose (Maladie de poitrine)

M. S. V...., dix-huit ans. Tuberculose pulmonaire, premier degré, 14 février 1891 : on commence injections de liquide organique; et on en fait une chaque jour ensuite (1 centimètre cube chaque fois); pas de fièvre. Le 15, le malade se sent plus fort; excitation génésique fréquente; complète apyrexie. Le 18, état général excellent, vif appétit; grand besoin de se mouvoir. Le 21, mieux être s'accentue: toux moins fréquente ; enrouement disparaît. Le 23, se croyant guéri, le malade quitte l'hôpital. L'état des poumons n'avait pas changé.

OBSERVATION III
Bronchite et tuberculose

M. F. A..., trente-un ans. Bronchite généralisée et tuberculose pulmonaire au premier degré. A partir du 16 février on injecte chaque jour 1 centimètre cube de liquide organique. Le 17, pas de fièvre ; excitation génésique fréquente. Le 18, appétit perdu revient. Malade se sent plus fort, il tousse moins; la bronchite diminue. Le 19, l'amélioration s'accentue ; toux beaucoup moins fréquente; les signes de bronchite disparaissent. Appétit excellent. Le 20, il sort très amélioré. Son poids à peu près comme au début.

OBSERVATION IV
Tuberculose (Maladie de poitrine.)

Mme R. S..., vingt ans. Congestion et induration du poumon gauche ou tuberculose au deuxième degré au sommet. Asthénie musculaire et nerveuse très marquée ; appétit nul ; anémie. 16 mars ; à partir de ce jour une injection quotidenne (1 centimètre cube) jusqu'au 1er avril. Le 19, malade éprouve besoin de se mouvoir; se sent plus forte; appétit se montre. Le 20, activité et appétit augmentent. Le 21, état satisfaisant s'accentue; vigueur et pétulance notoires; très grand appétit. Le 27, malade reprend des forces et des couleurs à vue d'œil; grande gaîté. Le 31, mieux être s'accroît ; toutes les fonctions plus actives. 6 avril, pas d'injections depuis 6 jours ; on les reprend. État général excellent. Le 13, amélioration continue à s'accentuer. Le 20, la malade veut s'en aller; ses forces sont revenues. Au poumon les lésions ont peu changé: il semble pourtant que l'air y circule plus librement et que la congestion ait diminué. Au sommet gauche, toujours quelques craquements. Le poids de la malade pris à cinq reprises, du 21 mars au 20 avril, est graduellement monté de 44 kil. 200 à 46 kilogrammes. Le 24 avril, elle sort en excellent état, ne toussant plus, et elle se croit complètement guérie.

OBSERVATION V
Pneumothorax et hydropneumothorax

Adolescente de treize ans. Pneumothorax suivi d'hydropneumothorax ; suppuration indiquée par oscillations thermométriques; rétraction du thorax. Dépérissement et amaigrissement rapides. Poids : 32 kilogrammes. On commence le 14 avril injection quotidenne du liquide, 1 centimètre cube. Le 16, appétit meilleur. Elle devient gaie et se croit plus vigoureuse. Le 17, très grand appétit. Le 20, poids 32 kil. 100; elle reprend vie et couleurs; forces reviennent. Le 28, appétit considérable: digère très bien et engraisse; respiration bonne autant que permettent les lésions. Avant le traitement, elle était toujours couchée; depuis elle s'est levée et s'est promenée beaucoup. Elle se sent si bien qu'elle quitte l'hôpital.

DÉCLARATION ET OBSERVATION DU Dr MAIRET

(Hôpital de Montpellier).

Affaiblissement intellectuel et physique

Il s'agit d'une femme de cinquante ans, ayant mené une conduite irrégulière, et qui depuis quelque temps était dans un état de dépression intellectuelle et physique considérable. Elle mouillait et salissait sous elle; elle restait inerte sur une chaise dans un état d'extrême hébétement ; sa démarche était mal assurée; bref, l'ensemble de son état physique et intellectuel faisait penser à l'existence d'une de ces paralysies générales bâtardes, comme on en rencontre dans nos asiles. J'instituai chez elle le traitement par le liquide organique, et j'eus la bonne fortune de voir, sous son influence, le système musculaire reprendre sa ténacité, l'état d'hébétude intellectuel disparaître et la malade recouvrer son animation ordinaire. L'affaiblissement intellectuel persiste, peu marqué, mais réel... L'amélioration produite a été telle que cette femme a pu sortir de l'asile et reprendre sa vie au dehors, restant seulement légèrement tarée dans son intelligence. Dans ce cas, l'action du liquide organique a été manifeste : je ne suis arrivé au résultat que je vous indique qu'à la suite de trois séries d'injections, séparées l'une de l'autre par un intervalle de trois semaines à un mois environ, et chaque série a produit un progrès dans la marche vers l'amélioration. D'ailleurs, la malade elle-même reconnaissait le bien que lui faisaient les injections et, lors de la troisième série, alors que déjà son intelligence s'était raffermie, bien qu'elle craignît beaucoup les piqûres, elle demandait de nouvelles injections. »

Sur les affections du cerveau

Le *Bulletin médical de Paris* du 12 février 1890 a donné le compte rendu d'une leçon où le savant praticien a présenté à un nombreux auditoire plusieurs malades atteints de l'affection connue sous le nom de *stupeur*.

En voici le résumé :

« Au point de vue intellectuel, dit le professeur Mairet, les conceptions sont excessivement lentes, les expressions extérieures ont beaucoup de peine à produire une réaction sur le cerveau.

« Au point de vue moteur, les malades restent immobiles, des journées entières, dans la position où ils se trouvent, sont dépourvus de toute initiative, ne songent pas à manger et souvent urinent ou salissent sous eux.

« Au point de vue sensitif, la perception est retardée, parfois même il y a de l'anesthésie.

« Au point de vue de la vie organique, la circulation se fait mal, ainsi que l'indiquent les stases sanguines, le refroidissement périphérique et l'état du cœur ; l'appétit est diminué, et les échanges nutritifs sont ralentis, comme il est facile de s'en rendre compte par l'analyse des urines.

« N'était-il pas logique, connaissant les effets des injections de liquide organique, de les essayer dans la forme d'aliénation mentale dont je viens de vous indiquer brièvement la physionomie ? Il me le semble ; d'autant plus que les expériences physiologiques que j'avais faites m'avaient démontré leur innocuité complète. Ainsi se trouvent expliquées les raisons pour lesquelles j'ai employé ces injections.

« Les injections ont été pratiquées en différents points du corps, mais plus spécialement au niveau de la région lombaire et du ventre.

« Généralement nous ne faisons qu'une injection par vingt-quatre heures, parfois nous en avons fait deux.

« Localement, ainsi que vous pouvez vous en convaincre par les malades que vous avez devant vous, ces injections ne produisent aucun phénomène digne d'être noté, on constate seulement un peu de rougeur autour de la piqûre.

« Les malades semblent même peu souffrir de l'injection, ce qui, peut-être, doit être attribué à l'état de stupeur dans lequel ils se trouvent ; en tout cas, ils se prêtent assez volontiers aux injections, qui leur ont toujours été faites avec tous les soins désirables, par notre distingué interne, M. Bosc. »

« Le n° 1 est un malade de trente-sept ans, malade depuis huit mois environ. L'aliénation mentale se traduit chez lui par des périodes alternatives d'agitation et de dépression. Pendant les premières, l'agitation s'accompagne d'égarement intellectuel, d'idées de peur, de tristesse et d'hallucinations de divers sens. Pendant les secondes, la stupeur est profonde, le malade mouille et salit sous lui.

« Au moment où nous commençons chez cet homme les injections, la stupeur est très marquée, le regard est vague, avec une légère teinte d'inquiétude, les réponses sont très lentes, parfois même impossibles.

Debout ou assis sur une chaise, X... reste des heures entières dans la même position, ne songeant pas à aller manger, ni même à manger quand il est à table, et laissant aller ses urines sous lui. On est obligé de le soigner comme un enfant. Cette aliénation mentale a toutes les allures d'une folie fonctionnelle et héré-ditaire.

« Le malade n° 2 est une jeune femme âgée de vingt-cinq ans. Inconnue dans son hérédité, cette malade ne présentait, avant sa maladie, aucun stigmate physique et psychique pouvant faire croire à une tare héréditaire.

« L'aliénation mentale est survenue chez elle, il y a sept mois environ, pendant qu'elle allaitait son second enfant. A ce moment elle fut prise d'un rhumatisme généralisé, pendant l'évolution duquel apparurent des troubles délirants qui, d'emblée, furent vésaniques et qui se traduisirent au début sous forme de stupeur lypémaniaque, c'est-à-dire sous forme d'aliénation mentale caractérisée par un état de stupeur, traversée à certains moments par des accès d'agitation fréquents, avec des idées de tristesse entretenues par des hallucinations de la vue et de l'ouïe.

« Puis, peu à peu, l'agitation disparut, et deux mois après le début de la maladie, à part un peu d'inquiétude vague, la stupeur seule persistait. A peine si en la secouant on pouvait obtenir de cette femme une réponse lente et mal articulée aux questions qu'on lui posait ; elle laissait tout aller sous elle, il fallait la faire manger, comme un enfant ; les extrémités étaient froides, œdématiées même, si bien qu'on dut la faire coucher.

« Les photographies et les dessins que je vous fais passer vous rendent bien compte de ce qu'était à ce moment la stupeur. Lorsque nous avons commencé les injections de liquide organique, l'état physique, grâce aux soins dont cette malade avait été entourée, était meilleur, mais la stupeur était toujours la même et persistait telle depuis trois mois. Chez cette malade, la nutrition est l'agent pathogénique essentiel de l'aliénation mentale.

« Il en est de même chez la malade n° 3 dont la folie s'est développée, elle aussi, à la suite d'un accouchement ; seulement, dans ce cas, le terrain était tout préparé par une hérédité puissante.

« Chez cette femme, il y avait eu au début, comme chez la précédente, des accès d'agitation ; mais, lorsque nous avons pratiqué nos premières injections, elle était depuis plus de cinq mois dans un état de stupeur profonde, avec atonie des traits, infiltration marquée des paupières, regard terne exprimant une vague inquiétude, nécessité de la diriger comme un enfant, de la faire manger, de la faire aller aux water-closets, refroidissement des extrémités, etc.

« Le malade n° 4 est un homme âgé de trente-sept ans, qui est aliéné depuis nombre d'années déjà ; son intelligence commence même à s'affaiblir, mais ce qui domine chez lui, c'est la stupeur. Cette stupeur se traduit : au point de vue physique, par l'atonie des traits, un refroidissement des extrémités constituant une véritable asphyxie, des intermittences cardiaques se faisant sentir toutes les dix ou douze pulsations, et, au point de vue physique, par un état d'engourdissement intellectuel d'où on ne le fait sortir qu'en le secouant violemment, et cela pour n'obtenir que des réponses incomplètes aux questions qu'on lui pose. Cet homme conserve pendant des heures entières la même position, et il faut non seulement le conduire à table, mais encore le faire manger.

« Tels sont les malades sur lesquels nous avons expérimenté les injections de liquide organique. Deux de ces malades, le n° 3 et le n° 2 étaient atteints de folie par troubles de la nutrition ; le n° 1 et le n° 4 présentaient une aliénation mentale fonctionnelle qui, chez le dernier, a abouti déjà à la démence.

« L'état intellectuel dans lequel étaient nos malades vous est un sûr garant qu'il n'a pu y avoir chez eux de suggestion ; d'ailleurs, ils n'ont jamais connu la nature du liquide que nous leur injections.

« A part le n° 4, ces malades ont été soumis à différentes reprises à des injections répétées, chaque fois, pendant plusieurs jours consécutifs : six, huit et quatorze jours.

« Chacune de ces séries d'injections a été séparée par un intervalle de temps variable.

« Avant de vous indiquer quel a été chez nos malades le résultat de ces différentes séries d'injections. Il est bon que je vous indique ce qu'a produit chacune d'elles, et à ce point de vue je me limiterai même, pour le moment, à ce qui touche le système nerveux qui préside à l'intelligence, à la motilité et à la sensibilité.

« Pour vous éclairer à ce sujet, je n'aurai qu'à vous rappeler ce que vous avez vu, vous-mêmes.

« Chez le malade n° 1, par exemple, à la suite d'injections de liquide organique, répétées une fois par vingt-quatre heures, pendant huit jours consécutifs, vous avez vu, dès le troisième jour, la stupeur diminuer. Cet homme, loin de rester immobile à la même place, va et vient constamment, il se sent plus fort, et pour le montrer, comme nous mesurions sa force, soit au dynamomètre, soit en nous faisant serrer la main, il va d'un infirmier à l'autre, lui demandant la main pour la lui serrer.

« Au point de vue psychique, la surexcitation se

traduit par de l'inquiétude, de l'apeurement, une hyper-esthésie du sens de l'ouïe, l'idée que les personnes qui l'entourent veulent lui faire du mal, l'animation du regard et la coloration du teint.

« Chez cet homme, les injections ont donc produit une surexcitation portant sur l'intelligence, la sensibilité et la motilité. Nous n'avons pas constaté chez lui d'excitation génésique.

« Chez la malade n° 2, l'excitation du système nerveux a été moins marquée que chez le n° 1, mais cependant elle a encore été très nette, et, à cet égard, je vous rappelle ce qui s'est passé lors de la seconde série d'injections que nous avons faites chez elle. Dès le troisième jour, cette femme qui, auparavant, ne répondait que très lentement et tout bas aux questions que nous lui posions, et retombait immédiatement dans sa torpeur, se lève de sa chaise, s'avance vers nous dès que nous l'appelons, répond avec beaucoup plus de vivacité et d'une manière beaucoup plus intelligible, mange seule et avec appétit, ne reste plus immobile à la même place, commence même à s'occuper à la couture, devient propre et a une certaine initiative. La physionomie est plus ouverte, les traits sont moins flasques, l'œil est plus vif, et on constate un peu d'apeurement entretenu par une hyperesthésie de l'ouïe. Enfin, il y a un certain degré d'excitation génésique et une disparition de plaques d'anesthésie qui existaient au niveau de la jambe droite et du bras gauche.

« Mais c'est peut-être la malade n° 3 qui a présenté, sous l'influence des injections de liquide organique, l'excitation la plus marquée. Vous l'avez vue ne pouvant rester en place, aller d'une malade à l'autre, les regardant dans les yeux, ou leur arrachant leur ouvrage. Vous l'avez vue d'autres fois se lever de sa chaise et se mettre à courir, croyant reconnaître dans une personne qui passe un de ses parents. L'intelligence, tout en restant très embrouillée, est cependant plus nette ; cette femme, qui ne répondait pas à nos questions, y répond nettement, et vous avez pu l'entendre me dire, lorsque je lui demandais ce qu'elle désirait : « Je voudrais aller à ma maison pour soigner mon mari et mes enfants. »

« La surexcitation est même, à un moment donné, devenue tellement considérable, que j'ai dû empêcher cette malade d'aller à la cuisine, où j'avais dit qu'on la prît, parce que, lorsqu'elle rencontrait des vieillards ou des enfants de l'hôpital, elle leur sautait au cou, les appelait mon père ou mon fils, ou bien mangeait les aliments qu'on la chargeait de porter. Peut-être y a-t-il eu chez cette femme un peu d'excitation génésique.

« L'excitation cérébrale a aussi existé chez notre

malade n° 4; mais je ne vous en parle pas, les faits qui précèdent suffisent pour vous fixer à ce sujet.

« Pas de doute donc, les injections du liquide organique produisent chez les individus atteints de stupeur une excitation du système nerveux portant sur l'intelligence, la sensibilité et la motilité.

« Voilà un premier résultat.

« Mais, est-ce là un résultat suffisant pour justifier l'emploi de ces injections ? L'étude des allures et de l'évolution de cette surexcitation va nous fixer à cet égard.

« Au point de vue de ces allures, la surexcitation que nous avons constatée chez nos malades reproduit complètement la physionomie de l'agitation qui émaille la stupeur hypémaniaque, agitation ayant un caractère particulier de se greffer sur un fond de stupeur et de s'accompagner d'inquiétude, d'idées de tristesse et souvent de perversions sensorielles. Cette excitation, vous le savez, nous l'avons déjà constatée chez nos malades, en dehors des injections, au début de la maladie chez les n°s 2 et 3, à différentes reprises pendant le cours de l'aliénation mentale chez le n° 1; c'est donc une excitation morbide.

« Au point de vue de son évolution, cette surexcitation est passagère; lorsqu'on cesse les injections, elle s'atténue progressivement, et après un nombre de jours variables, suivant des conditions qui restent à déterminer, mais qui, chez nos malades, n'a pas dépassé dix ou douze, elle disparaît.

« Excitation morbide, excitation passagère, tels sont donc les caractères de l'excitation produite sur le système nerveux de la vie de relation par les injections de liquide organique.

« A mon avis, si ces injections limitaient leurs effets à un semblable résultat, ce résultat serait par trop précaire pour justifier leur emploi.

« Et cependant, vous m'avez vu les continuer. C'est qu'à côté des effets que je viens de vous signaler, ces injections en produisent d'autres que le moment est venu de vous indiquer, et qui m'ont paru pouvoir exercer une heureuse influence sur la maladie. Ces effets se rattachent à la circulation, à la température et à la nutrition.

« 1° *A la circulation*. — Lorsque le chiffre des pulsations cardiaques oscille autour de la normale, les injections de liquide organique ne le modifient pas, ainsi que vous pouvez vous en rendre compte par les tracés que je vous présente. Mais lorsque ce chiffre s'éloigne de la normale, soit qu'il soit au-dessus ou au-dessous, ces injections tendent à le ramener à la normale; les deux tracés que je fais passer sous vos yeux le démontrent.

« Dans l'un, le nombre des pulsations était de 130

avant l'injection; dès les premiers jours, après l'injection, ce nombre tombe à 90, et pendant toute la durée des injections et même assez longtemps après, il oscille entre 89 et 90. Dans l'autre, le chiffre des pulsations, qui était de 55, monte à 90 sous l'influence des injections, et se maintient aux environs de ce chiffre.

« Les injections de liquide organique tendent donc à régulariser la fréquence des pulsations cardiaques, et on peut dire à régulariser d'une manière générale les pulsations cardiaques. Voyez plutôt notre malade n° 4. Cet homme, avant les injections, présentait des intermittences à chaque six ou sept pulsations ; sous l'influence des injections, ces intermittences se sont progressivement espacées, et aujourd'hui vous n'en constatez plus.

« En outre, au bout d'un certain temps, le pouls se relève et devient moins dépressible; mais c'est là une particularité qui tient surtout à l'état de la nutrition.

« 2° *A la température.* — Comme la circulation, les injections du liquide organique tendent à régulariser la température, du moins lorsqu'elle est au-dessous de la normale. Chez les malades atteints de stupeur lypémaniaque, la température ne dépasse pas, en temps ordinaire, 36 degrés à 36°,5 ; à la suite des injections, cette température tend à se rapprocher de 87 degrés : les courbes que je vous présente en font foi.

« 3° *A la nutrition.* — J'ai constaté chez tous mes malades, consécutivement aux injections, une augmentation de l'appétit, augmentation qui s'accuse dès les premiers jours et qui est telle que les infirmiers sont les premiers à la signaler et qu'on voit les malades non seulement ne plus refuser de manger; mais encore se mettre à manger seuls. D'ailleurs, vous avez pu entendre la malade n° 2 vous dire qu'à la suite des injections, son appétit avait tellement augmenté qu'elle mangeait au moins deux fois comme à son état ordinaire. Corrélativement, la digestion se faisant régulièrement, la nutrition s'améliore. J'aurais désiré mesurer pour ainsi dire ce relèvement de la nutrition par l'examen des déchets ; mais le désarroi dans lequel se trouve actuellement notre laboratoire, par suite des améliorations que nous lui faisons subir, m'a empêché de le faire jusqu'à présent.

« Ainsi, régularisation de la circulation et de la température, amélioration de la nutrition, tels sont, à côté de la surexcitation que je vous indiquais précédemment, les effets que produisent les injections du liquide organique.

« Et ces effets se prolongent davantage que la surexcitation. Plusieurs jours après que celle-ci a disparu, ils s'accusent au point de vue physique par une tenacité plus grande des traits, un teint plus clair, la disparition des infiltrations et du refroidissement périphérique, l'état du pouls et du cœur; et, au point de vue intellectuel par une intelligence plus ou moins en éveil, plus apte à comprendre, ayant, en un mot, plus de ténacité; bref, ils s'accusent par un ensemble de symptômes qui indiquent une tonicité plus grande du système nerveux.

« L'excitation du système nerveux ne représente donc qu'une partie des effets produits par les injections de liquide organique; ces injections produisent, en outre, une action tonique sur ce système, agissant ainsi, non seulement sur les forces de dégagement, mais encore sur les forces radicales, sur les forces de tension.

« Il nous est facile maintenant de comprendre pourquoi j'ai continué l'emploi des injections de liquide organique, surtout si vous vous souvenez que, dans la stupeur hypermaniaque, le système nerveux est déprimé, que la circulation se fait mal, et que, chez deux de nos malades, l'aliénation était due à des troubles de nutrition. Je pouvais espérer, en effet, étant donnée l'action du liquide organique que je viens de vous indiquer, agir sur le fond même de la maladie.

« Je procédai alors de la manière suivante :

« Lorsqu'au bout d'un certain nombre d'injections, l'action tonique était obtenue, je m'arrêtais, et commençais une nouvelle série d'injections, lorsque cette action cessait de produire ses effets. Jusqu'à présent, j'ai fait ainsi trois séries d'injections sur les malades n° 1 et n° 2, et deux séries sur la malade n° 3.

« Vous pouvez juger des effets obtenus.

« Chez la malade n° 3, si l'amélioration est faible, elle est cependant réelle, ainsi que le prouvent la moindre intensité de la stupeur, la plus grande netteté de l'intelligence, l'animation des traits, l'expression de la physionomie.

« Chez le malade n° 1, après la troisième série d'injections, la maladie a repris une allure qu'elle avait déjà eue autrefois, c'est-à-dire que la stupeur a fait place à un état d'agitation avec inquiétude, état qui remonte déjà à plusieurs semaines et qui, par conséquent, est bien assis.

« Dans ce cas, il semble donc que les injections n'ont fait que changer la forme de la maladie, sans atteindre le fond. Cependant, si vous étudiez cet homme dans sa phase actuelle d'agitation, comparativement à ce qu'il était dans les phases antérieures d'excitation par lesquelles, vous le savez, il a déjà passé, vous vous assurez facilement que sa nutrition est meilleure, que sa physionomie est plus naturelle, que les idées sont plus nettes, que son intelligence a plus de ton. C'est tellement vrai que, l'agitation n'étant pas très considérable, il en impose à la famille, puis s'imagine, à tort, je le crois, que sa guérison est proche. Mais, quoi qu'il en soit de l'avenir, il n'en est pas moins vrai que, dans ce cas, les injections du liquide organique ont eu une heureuse influence par l'action tonique qu'elles ont exercée sur le système nerveux, action qui se continue, bien que ces injections aient été suspendues depuis plusieurs semaines.

« Mais la malade chez laquelle nos injections paraissent avoir eu le meilleur effet, c'est la malade n° 2.

« Cette femme a subi dans son état physique et mental une transformation complète. Toute trace de troubles psychiques a disparu, la physionomie a repris son expression ordinaire, la nutrition est bonne : cette malade est en état de convalescence très avancé, on peut même dire qu'elle est guérie. Dans ce cas, s'il y a une seule coïncidence entre l'emploi des injections et l'amélioration, cette coïncidence est tout au moins curieuse ; c'est, en effet, immédiatement après la première série d'injections que la maladie, qui était restée plus de trois mois stationnaire, a commencé à s'améliorer, et à chaque série d'injections, l'amélioration s'est prononcée. Cette femme attribue nettement au traitement son amélioration et sa guérison ; à chaque série d'injections, elle sentait, dit-elle, ses forces augmenter, le vague de son esprit diminuer et son intelligence s'éclairer

« Les résultats qui précèdent me semblent donc justifier pleinement la persistance que j'ai mise à continuer l'emploi des injections de liquide organique. »

Le Dr Mairet a fait connaître en même temps que d'autres malades étaient en traitement dans son hôpital et que les résultats s'annonçaient comme excellents.

OBSERVATION DU Dr CASSANELLO (Rome)

Tuberculose (maladie de poitrine)

Mlle R..., dix-huit ans. Depuis dix mois, toux avec crachats purulents contenant des bacilles de Koch, perte d'appétit, fièvre tous les soirs, sueurs nocturnes abondantes, amaigrissement considérable, faiblesse telle qu'elle peut à peine marcher, signes caractéristiques de tubercules au sommet du poumon gauche. Dès après les premières injections, règles disparues depuis quatre mois sont revenues ; appétit a reparu ; malade peut faire grandes courses à pied. Après 8 injections, fièvre et sueurs nocturnes ont cessé ; diminution considérable de toux et d'expectoration ; absence de bacilles de Koch. Malade se croyant guérie est partie pour la campagne.

OBSERVATION DU Dr S. D. KOSTURIN (Vienne)
Tabès

M. F. ., cinquante-six ans, malade de tabes depuis vingt ans, douleurs fulgurantes, surtout aux lombes, contractions spasmodiques, tremblement des mains et des pieds ; pouvait à peine marcher dans l'obscurité ; pupilles contractées, peu mobiles ; mains et doigts anesthésiés. Signes de Romberg et de Westphal très évidents ; peut à peine écrire ; ne peut porter un verre d'eau à ses lèvres. Sommeil et appétit mauvais. Déjà, après la première injection et surtout après la seconde, amélioration marquée. La marche devint moins désordonnée, plus sûre, le malade devint capable de se tenir debout, ses yeux fermés, tenant ses pieds l'un contre l'autre, et de faire trois ou quatre pas (les yeux toujours clos). Les mains tremblent moins et il peut écrire assez bien, surtout avec un crayon ; les douleurs disparurent ; tête libre, sentiment de force ; sensibilité revient aux mains. Il importe de faire remarquer que le malade ne savait rien des injections qu'on lui faisait. Il a continué à s'améliorer pendant les trois mois qui ont précédé la publication de son histoire.

OBSERVATIONS DU Dr WATERHOUSE (Londres)

OBSERVATION I

Paralysie

Mme P..., soixante-quatre ans. Contracture du bras et des muscles, du thorax et de la jambe, à droite, après une attaque d'hémiplégie, il y a trois ans. Le bras et les muscles thoraciques avaient recouvré complètement leur motilité après 14 injections.

OBSERVATION II

Paralysie

Mme V..., soixante-dix-sept ans. Contracture de la main et du bras gauche après attaque d'hémiplégie il y a cinq ans. Motilité complètement revenue après 15 injections en trois semaines.

OBSERVATION III

Arthrite rhumatismale

Mlle S..., quarante-cinq ans. Arthrite rhumatismale chronique ; depuis cinq ans n'a pu mouvoir les mains ni les bras. Peut maintenant porter ses mains à sa tête (15 injections en trois semaines).

OBSERVATION IV

Arthrite rhumatismale

Mlle A..., quarante-deux ans. Arthrite rhumatismale

chronique depuis quatre ans ; contracture des muscles du cou, de la partie dorsale du rachis, des mains et des bras ; doigts ankylosés. Amélioration aux bras et aux mains, motilité revenue au cou et aux épaules, après 15 injections en trois semaines.

OBSERVATION V

Paralysie

Mlle B..., cinquante-cinq ans. Attaque d'hémiplégie il y a quinze jours. En quatre semaines, 16 injections ; pendant ce temps, elle devint capable de marcher et gagna puissance considérable à la main.

OBSERVATION VI

Débilité. Perte de la raison

M. T..., quarante-huit ans. Dépression mentale et débilité nerveuse ; incapacité de s'occuper d'affaires, à la suite d'influenza. Symptômes nerveux guéris après 15 injections, mais la vigueur générale n'est pas entièrement revenue.

OBSERVATIONS DU Dr MUCIO-MOYCAT

(Communication du 20 décembre 1889, au journal
« *La Médecine scientifique* » *de Mexico*).

Estimés Collègues,

« J'ai le plaisir de vous remettre le résumé succinct des observations que j'ai recueillies depuis que je me suis appliqué à l'étude du *rajeunissement* (mois de juillet), jusqu'à cette date, et dont j'ai parlé déjà aux élèves de l'Ecole nationale d'Agriculture et de Vétérinaire. Le nombre total des observations recueillies jusqu'à ce jour s'élève à 356, que je me propose de diviser en deux groupes pour plus de clarté. Le premier comprend les cas physiologiques, et le deuxième, les cas pathologiques : c'est-à-dire, le premier groupe, les cas de vieillesse naturelle ou prématurée ; le second, toutes les maladies traitées par les injections dynamogéniantes étudiées comme médicament.

Avant d'entrer en matière, je dois déclarer que si je donne le nom de quelques personnes en indiquant leur domicile, c'est parce que j'y suis expressément autorisé par ces mêmes personnes. Pour la plus grande partie, je donnerai seulement le numéro d'ordre correspondant à mes notes d'observation. L'indication des noms qui correspond à chacun des numéros est absolument réservée, et c'est l'unique chose que je ne puisse mettre à la disposition des personnes qui désirent obtenir de plus amples informations sur les résultats obtenus par l'emploi de la méthode inventée par l'illustre savant Brown-Séquard. »

PREMIER GROUPE

« Le groupe physiologique est suffisamment étendu, car il comprend 29 cas. Sur ce nombre, je ne parlerai que de quelques-uns leur histoire étant à peu près semblable à tous.

Rajeunissement

M. Douls, 77 ans. Le public connaît déjà les premiers cas observés, celui de M. Douls, par exemple, qui, âgé de soixante-dix-sept ans, était triste, faible, l'ouïe presque perdue, la digestion difficile puisqu'il ne pouvait plus dîner, et la vue excessivement débilitée; il a changé complètement, car de triste il est devenu gai, de faible, fort; il entend parfaitement le tic-tac de sa montre et, ce qui est à noter plus particulièrement, ses digestions se sont régularisées, sa vue s'est améliorée à ce point qu'il peut lire couramment et sans lunettes un journal imprimé en caractères ordinaires.

Pour arriver à cet état, qu'il conserve actuellement, nous avons cru opportun d'observer que : sous l'influence des injections, l'état physiologique de cet individu, avant la première injection, s'est modifié, ainsi que le démontrent les observations suivantes :

Lorsqu'il s'est présenté, le 22 août, son abattement était tellement accentué que je recueillis seulement 45 pulsations par minute, c'est-à-dire, relativement à sa fréquence, bien au-dessous du chiffre normal des pulsations des vieillards, sa vue moyenne ne distinguait que des caractères de 4 millimètres et demi (0 m,0044); sa force relevée au moyen du dynamomètre n'était que de 16 livres ; sa température de 35°,8; son poids enfin, de 124 livres. En outre, son ouïe était excessivement faible, puisqu'il ne pouvait absolument entendre une grosse montre, bien qu'elle fût appliquée au pavillon de l'oreille. Cet état était dû à l'affaiblissement physiologique amené par son âge avancé ; je l'ai considéré, par cela même, comme physiologique, puisque M. Douls présentait toutes les conséquences de ses nombreuses années et aucun indice d'affection pathologique bien déterminée. Après la troisième injection, je notais avec plaisir que cet individu avait recouvré la fréquence de ses pulsations (elles s'étaient élevées à 70 par minute); que sa vue s'était améliorée au point de pouvoir lire avec facilité des caractères de 2 millimètres (0,002) ; que sa force s'était élevée à 26 livres, que sa température était redevenue normale et que son poids après seize jours d'injection s'élevait à 128 livres, soit une augmentation de quatre livres en si peu de temps. A ces données recueillies par moi personnellement, M. Douls est venu joindre l'expression de sa joie : que son état général s'était amélioré notablement, puisqu'il se trouvait gai, animé, pouvant marcher rapidement sans se fatiguer, pouvant lire un livre sans efforts et digérant parfaitement les aliments qu'il absorbait. J'ai relaté ce cas de façon bien détaillée, parce que je le crois véritablement important et capable d'intéresser le public intelligent peut-être autant que moi, car il fut un des faits qui me poussèrent à continuer l'étude commencée et me mirent en état de suivre et de faire connaître des faits aussi curieux que celui que je viens de relater, et d'autres que je vais exposer par la suite. Je dirai dès à présent que M. Douls est depuis trois mois sans injection, et qu'il se conserve dans le même état; il se trouve parfaitement bien, l'ouïe même qui est revenue suffisante peut lui permettre d'entendre le tic-tac de sa montre à la distance de 11 millimètres du pavillon de l'oreille.

Décrépitude, perte de la mémoire

Le numéro 10 est aussi un cas excessivement curieux. Il s'agit d'une dame de cinquante-sept ans, affectée de décrépitude et d'anamnésie. Au premier examen, on recueillit les données suivantes : pouls, 80 ; vision, 6 et demi; force 8; température, 37°7 ; poids, 80 livres. Son pouls était filiforme, sa mémoire était presque perdue, puisqu'elle oubliait des faits qui s'étaient produits une heure avant. Elle reçut la première et *unique* injection le 22 août, et, trois jours après, nous notâmes : pouls 86, soit 6 pulsations de plus que le premier jour; vision, 4 et demi; elle lisait des caractères de 0m,002 plus petits ; force, 12 livres, soit 4 livres d'augmentation; température normale.

Outre ces données, nous avons pu observer que son pouls était plus plein, le caractère filiforme ayant disparu; elle disait elle-même qu'elle se trouvait bien mieux, se fatiguant moins pendant ses occupations, et que la mémoire était plus vive. Cette dame, un mois après l'injection, avait augmenté de 3 livres, puisque le 21 septembre, elle pesait 101 livres. Avec une seule injection elle se conserve jusqu'à présent, en très bon état, malgré quelques nuits blanches passées à veiller des malades gravement atteints, dans sa famille.

Crampe des écrivains. Rajeunissement

Le *numéro* 1, Homme de 68 ans, atteint de la crampe des écrivains. Ce monsieur, ancien officier de marine, est robuste, instruit et intelligent ; sa maladie se révèle essentiellement dans son écriture : il ne pouvait, au début, signer son nom qu'en tenant son poignet droit avec sa main gauche, et même ainsi son nom était à peine lisible. Il recouvre de jour en jour la santé; le tremblement qu'il éprouvait si fortement disparaît graduellement, ainsi que le prouvent son écriture actuelle et les nombreuses épreuves manuscrites que nous conservons après les avoir recueillies avec soin. Il a commencé les injections le 7 août, il en a reçu 15 actuellement, les trois dernières ont été faites chacune à un mois d'intervalle, tandis que celles antérieures l'ont été à des intervalles de quatre, cinq, huit et même de quinze jours. Son état général s'est amélioré rapidement gagnant 24 livres en force; le pouls s'élevant de 60 à 76 : la température de 36°,8 à 37°,1, et enfin son poids de 147 livres à 152. Il constate, comme les autres cas, un certain bien-être, de la gaieté, agilité, sommeil, appétit et beaucoup plus de rapidité dans la marche, puisqu'il parcourt une distance double de celle qu'il parcourait auparavant. Outre tout cela, il y eut excitation génésique très marquée.

Débilité, incontinence d'urine
Rajeunissement

Numéro 2. Monsieur 62 ans, excessivement débilité. Les injections ont commencé à la même date que le n° 1; il y a à noter comme dans celui-ci une réparation immédiate, puisque, à la première injection, il y avait 76 pulsations, une vision égale à 13, une force égale à 10 livres et 36°,7 de température, et que dès le jour suivant nous notâmes : pulsations, 80; vision, 6 et demi; force, 16 livres ; enfin température, 36°8. L'individu en observation déclara avoir obtenu beaucoup de bien-être : gaieté, meilleur sommeil et enfin modification très notable dans la marche de certaines maladies dont il souffrait ; c'était : cataracte sénile aux deux yeux et *incontinence d'urine*. Tant l'une que l'autre ces deux maladies s'améliorèrent immédiatement ; à l'heure actuelle, l'incontinence d'urine a disparu et la cataracte également, puisque sa vue est parfaitement claire.

Décrépitude et cataracte sénile
Rajeunissement

Numéro 27. Dame âgée de 68 ans. Décrépitude avec cataracte sénile, se plaignant du manque d'appétit et de sommeil. Les données du premier jour furent : pouls, 80; vision, 4 et demi; force, 10; température 36°,8; ne peut distinguer les couleurs; état très débilité. Après cinq injections faites les 4, 6, 9, 11 et 13 septembre, la dame nous dit être pleine de satisfaction, que son état généra s'est transformé, qu'elle se sent légère, avec de la force de l'appétit, du sommeil, choses dont elle avait beaucoup perdu l'usage depuis trois années ; tandis que maintenant elle dort 5 à 6 heures sans interruption, sa vue s'est si bien améliorée qu'elle distingue les couleurs et lit déjà sans difficulté des caractères de 3 millimètres, soit 1 millimètre et demi plus petit que le premier jour. Cette dame a aujourd'hui 84 pulsations ; 16 livres de force et température normale. Ce cas a déjà été relaté par les reporters du journal *El Nacional*.

Débilité générale

Rajeunissement

Numéro 138. Homme de 68 ans, sans autre infirmité que la déchéance dès forces, occasionnée par l'âge (débilité générale). Présenté le 9 octobre, je pris les données suivantes : pouls, 84 ; vision, 3 et demi ; force, 25 ; température, 36°,7 ; poids, 144 livres. Il reçut une injection et, le 11, je notai : pouls, 90 ; vision, la même ; force, 27 ; la température, 37° ; nonobstant cette amélioration *graphique*, le malade n'accuse aucun progrès, puisqu'il sent la même débilité qu'avant. Les injections continuent à trois ou quatre jours d'intervalle sans résultats appréciables pour lui jusqu'à la quatrième injection. A la cinquième, il revient plein de joie et nous relate avec animation, qui se traduisait sur sa figure, qu'il avait presque recouvré sa vigueur juvénile et que cela lui était d'autant plus agréable, qu'il commençait à croire que les injections seraient pour lui sans résultats, puisqu'après quatre injections il n'avait ressenti aucun soulagement. Cet individu en est aujourd'hui à sa neuvième injection, il éprouve toujours le même bien-être ; nous avons observé : pouls, 90 ; vision, 2 ; force, 35 ; température 37° ; poids, 146. Par ces données, on voit que la circulation s'est ranimée ; que sa force est notablement supérieure ; que sa vue est devenue plus perçante ; et enfin que son poids est supérieur de 2 livres et demie à celui d'il y a un mois et quelques jours. Tout ceci, joint au bien-être qu'il accuse et qu'il ressent sans doute, font de ce fait, un des plus dignes de considération.

Débilité générale

Rajeunissement

Numéro 271. Homme 72 ans, dans le même état d'abattement physiologique que ci-dessus. Il ne se plaint d'aucune infirmité ni lésion, mais seulement de débilité exagarée de la vue, conséquence de l'opération de la cataracte qui lui fut faite il y a quelques années et du manque de forces. La première injection fut faite le 14 novembre ; les données remarquées avant l'injection étaient les suivantes : pouls, 70 ; vision, 28 (il ne pouvait lire que des lettres de 0ᵐ,028 de hauteur); force, 20 ; température, 36°6; poids, 140 livres. Le patient nous dit qu'il ne peut pas marcher, parce qu'il fatigue beaucoup : la lassitude est tellement intense qu'il a dû venir en voiture à la consultation. Le 16, deux jours après la première injection, ce malade revient et nous dit que la lassitude a diminué notablement, qu'il avait pu marcher de son hôtel situé dans le centre jusqu'à mon cabinet, Saint-Hipolito, nº 13, sans fatigue, et que son bien-être est parfait.

De notre côté, nous pûmes observer que son pouls s'était élevé à 80; sa vue à 20; sa force à 25; sa température à 37°. Le poids ne fut pas relevé, étant donné le peu de temps écoulé. Le sujet en question en est aujourd'hui à six injections, reçues à intervalles de 3 à 4 jours, et à la dernière nous avons constaté que le pouls se maintient à 80, que la vision s'est améliorée à ce point qu'il peut lire des lettres de 0,0045 (4 milimètre et demi), que sa force s'élève à 28, gagnant 8 livres en quatorze jours, que sa température est normale, et enfin que son poids est supérieur d'une livre et demie. Bien-être général. La vue s'est tellement améliorée qu'il a remplacé ses lunettes qui étaient du nº 5 par de plus faibles du nº 4, avec lesquelles il voit parfaitement.

Vieillesse prématurée

Rajeunissement

Numéro 7. Homme de 47 ans, épuisé et faible, tant à cause de sa constitution chétive que par suite d'excès dans les travaux intellectuels. Cet individu fut un des premiers injecté. Le 12 août nous avions ; pouls, 76; vision, 1 et demi; force 8; température, 36°,8; poids, 104 livres. Il lui fut fait une injection ce jour-là. Le 16 août, il revient en disant qu'il se trouvait bien mieux, qu'il avait pu marcher avec facilité ; que certaines douleurs rhumatismales avaient disparu qu'il avait pu travailler intellectuellement avec beaucoup plus de facilité, et, en somme qu'il se sentait tout autre. On ne l'injecta pas à cette visite, mais le 28 seulement; le bien-être se continuait ce jour-là. Après la seconde injection, l'amélioration s'accentua, et nous pûmes observer que son pouls était de 80; sa vue, 1; sa température, 37°,0; sa force, 30; l'amélioration augmenta les jours suivants et, enfin, les 81 octobre, *après deux mois sans injection*, nous vîmes que son pouls et sa température étaient normaux; sa vision, 1; sa force, 50; enfin son poids était augmenté de 4 livres et demie. Cet homme fut entièrement guéri en octobre.

Vieillesse prématurée
Rajeunissement

Numéro 17. Monsieur de 45 ans, faible et épuisé par suite de travaux physiques et de vie dissipée. Il commença à s'injecter le 29 août. Une injection tous les trois à quatre jours. A la date du 29 août on constatait : pouls, 96 ; vision, 1 et demi ; force, 24 ; température, 37° ; poids, 154. Dès le jour suivant je notai une amélioration, son pouls augmenta jusqu'à 104 pulsations et sa force à 27. Cette force augmenta progressivement jusqu'à atteindre, le 25 septembre, 65 livres. Son pouls descendit, après quelques jours, de l'accélération observée au pouls normal. La force acquise resta stationnaire à 65. Le 7 novembre les injections cessèrent, car dès cette date il ne les crut plus nécessaires, se sentant parfaitement bien. Cet individu se trouvait si bien, après si peu d'injections, que, s'il reprit le traitement ce fut surtout par crainte de se trouver plus mal en les suspendant tout à fait. Il y a aujourd'hui un mois et demi qu'il ne s'injecte plus et son état de santé est le même.

Vieillesse prématurée
Rajeunissement

Numéro 142. Monsieur de 45 ans, sans autre maladie que la débilité générale produite par excès de travaux physiques. La première injection eut lieu le 10 octobre, et immédiatement, dès le 11, il accuse une amélioration sensible, se disant très content, se sentant très fort, plein de courage et d'ardeur au travail. C'est un des cas dans lequel la réparation a été des plus rapides. L'individu en observation reçut seulement deux injections à un intervalle de huit jours, et ne voulut pas continuer à s'injecter, disant qu'il était tout à fait bien. Et de fait, dans ses manières et par son expression on constatait le changement opéré. Sa force s'éleva jusqu'au chiffre exceptionnel de 75 livres, alors qu'elle avait commencé à 20.

Avant de terminer ce premier groupe, je dois faire savoir que, chez tous les vieillards atteints de tremblement par suite de vieillesse, le tremblement s'est modifié notablement, ainsi que le prouvent les innombrables écrits et les épreuves graphiques originales, que l'on a recueillis avec soin avant et après l'injection.

La publication des observations de toute provenance, occupant une place importante, je ne reproduirai pas celles concernant le 2e groupe du Dr Mucio Moycat.

Du reste, elles n'ont rien de particulier, leur histoire est à peu près semblable aux observations qui me sont personnelles. Le Dr Mucio Moycat a obtenu des guérisons et des améliorations remarquables dans presque toutes les maladies sur des malades de tout âge et de toute condition, chez les gens débilités, affaiblis, épuisés par décrépitude ou vieillesse prématurée, il a stimulé le système nerveux, ramené l'appétit, la gaieté, le bien-être et la force, régénéré les organes, régularise les fonctions digestives, intestinales et génitales, augmenté la puissance de travail intellectuel et physique.

Nous voyons par ces observations (empruntées à dessein à bien des sources différentes), que le suc organique agit sur les affections les plus diverses et en apparence les plus opposées.

Le domaine d'observation est vaste et pour ainsi dire illimité. On peut affirmer que toutes les maladies sont tributaires de la nouvelle méthode. N'a-t-on pas vu récemment le Dr Ouspenki employer le suc organique dans un grand nombre de cas de choléra, lors d'une des dernières épidémies dans le Caucase et en retirer d'excellents résultats ?

Moi-même, j'ai obtenu des effets qui m'ont paru d'abord étranges, mais qui, en réalité, découlent toujours du même principe : *renouvellement de l'organisme, et rénovation de l'être affaibli ou malade.*

Dr SOUTOUL.

FIN

LABORATOIRE SPÉCIAL DE PARIS

46, rue du Faubourg Saint-Honoré, Paris.

Les personnes qui désirent suivre le traitement selon la méthode Brown-Séquard par le procédé du Dr Soutoul peuvent se procurer à la Pharmacie normale Saint-Honoré, rue du Faubourg Saint-Honoré, 46.

1° Une seringue antiseptique du Dr Soutoul . 10 fr.
2° Une canule si le traitement a lieu par injections rectales sous forme de lavement.   3 fr.
3° Une aiguille en platine irridié si on emploie le procédé par injections hypodermiques. . 3 fr.
4° Un flacon de Tauréine (extrait organique). 10 fr.

La seringue antiseptique du Dr Soutoul sert indistinctement pour les piqûres les injections ou transfusions hypodermiques ou rectales ; que ce soit par le procédé rectal ou sous cutané la dépense à faire pour les instruments est de 13 francs.

En faisant usage de la Tauréine, *dont la conservation est complète en flacon*, chaque injection de 1 gramme de liquide pur (1) revient à 0 fr. 33.

. La composition et le titrage de la Tauréine (extrait organique) sont absolument conformes au procédé indiqué par MM. Brown-Séquard et d'Arsouval, professeurs au collège de France.

Le perfectionnement de nos appareils nous a permis d'arriver à la limite extrème de la perfection autant par la pureté que par l'activité de ce liquide qui présente toutes les garanties d'origine par la signature apposée sur les étiquettes des flacons.

Avec nos procédés et nos liquides, les piqûres peuvent être pratiquées par une personne inexpérimentée et même n'ayant jamais vu faire une injection hypodermique.

---

(1) La plupart des médecins prescrivent des injections hypodermiques quotidiennes de 1 gr. de liquide pur coupé de moitié d'eau.

Ces piqûres ne sont pas douloureuses et sont même peu sensibles si l'on choisit bien l'endroit propice.

Des indications très explicatives accompagnent la seringue antiseptique, les flacons et les ampoules.

Prix de l'Extrait ou liquide organique

POUR INJECTIONS HYPODERMIQUES OU RECTALES

	Tauréine	Cérébelline
Le flacon de 30 gr. (30 cc).	10 fr.	12 fr.
12 ampoules de 2 gr. (2 cc)	12 »	15 »
12 — 5 gr. (5 cc).	24 »	30 »

Le flacon de 200 grammes de Sérumine 10 fr.

La cobaïne, le liquide thyroïdien et les autres extraits organiques non énumérés ci-dessus ne sont préparés que sur commande.

En demandant le liquide il faut indiquer si le traitement a lieu par la voie cutanée ou la voie rectale. Les liquides spécialement préparés pour les injections rectales ne peuvent être employés en injections hypodermiques.

Les noms et les prix sont les mêmes mais la contenance des flacons et des ampoules à injections rectales est *double*. Les flacons des liquides à injections hypodermiques sont carrés avec étiquettes blanches. Les flacons des liquides à injections rectales sont cylindriques avec étiquettes jaunes. Chaque flacon et chaque ampoule porte : *pour injections hypodermiques* ou *pour injections rectales.*

Le liquide destiné aux injections hypodermiques peut être employé en injections rectales ; seulement le prix de revient de l'injection rectale est alors doublé.

Le traitement par la Tauréine, de beaucoup préférable à tout autre, est conseillé et s'emploie 90 fois sur 100 cas.

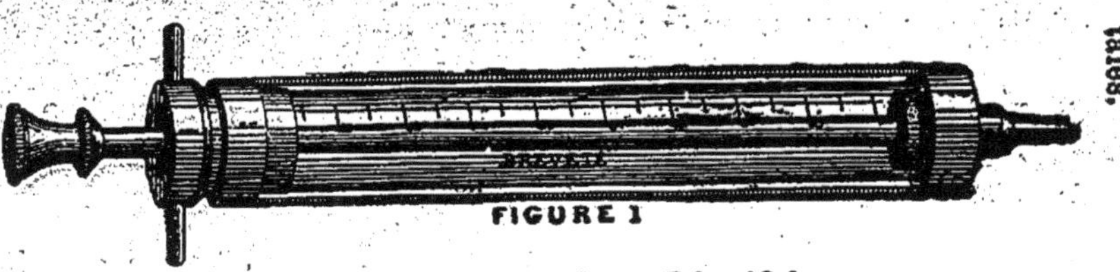

*De 1 à 20 centimètres cubes. — Prix : **10 fr.***
Vue de la seringue montée complète, prête à recevoir la canule ou l'aiguille.

Armature A et écrou B maintenant en place toutes les pièces, par la pression exercée sur les obturateurs D et G, placés à l'extrémité du verre E. (Fig. 4).

Figures représentant la seringue antiseptique du Dr SOUTOUL et les accessoires pour injections hypodermiques et rectales.

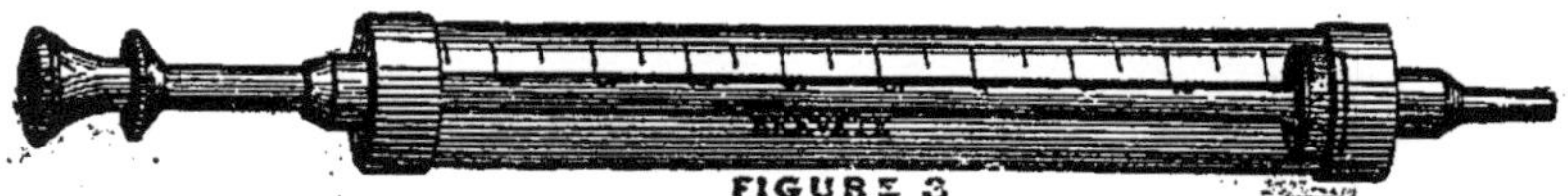

FIGURE 3

Vue de la seringue montée sans l'armature

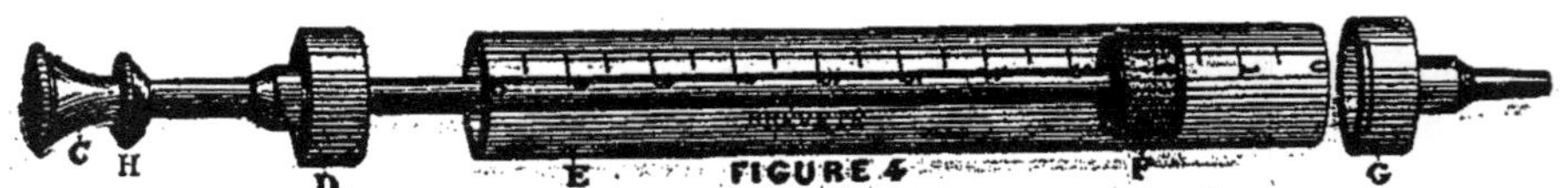

FIGURE 4

H C, D, E, F, G, représentant séparément toutes les pièces de la seringue, moins l'armature.

FIGURE 5

(Livré avec la seringue, les flacons et les ampoules).
Ajutage employé à puiser le liquide du flacon ou de l'ampoule.

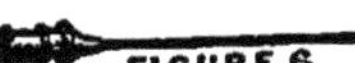

FIGURE 6

Prix : **3 fr.**

Aiguille en platine irridié à injections hypodermiques.

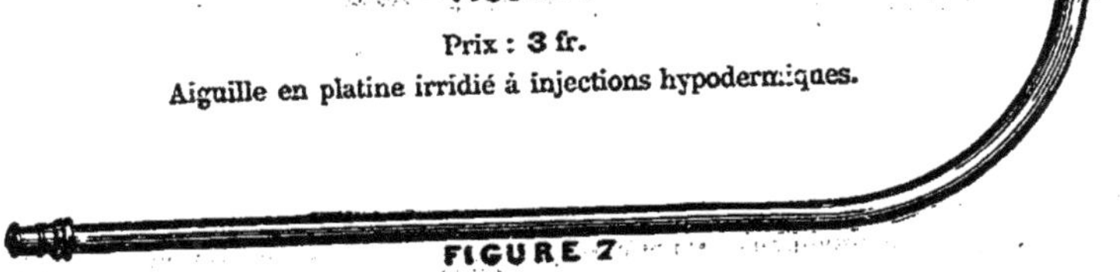

FIGURE 7

Prix : **3 fr.**

Canule à injections rectales.

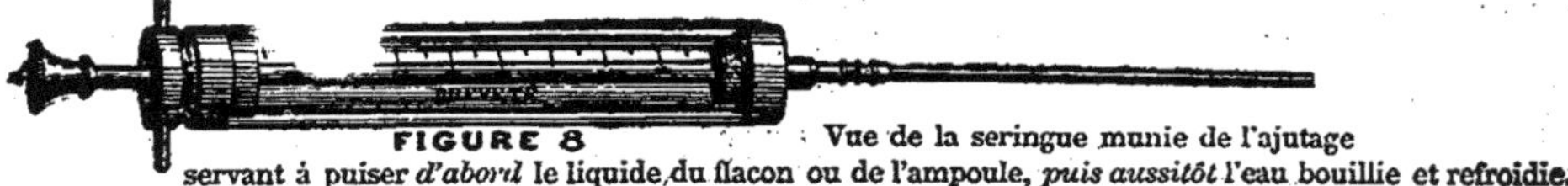

Vue de la seringue munie de l'ajutage
servant à puiser *d'abord* le liquide du flacon ou de l'ampoule, *puis aussitôt* l'eau bouillie et refroidie.

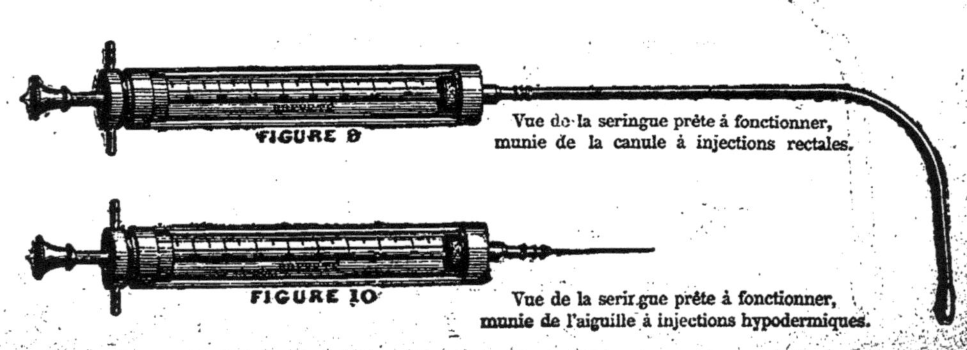

Vue de la seringue prête à fonctionner,
munie de la canule à injections rectales.

Vue de la seringue prête à fonctionner,
munie de l'aiguille à injections hypodermiques.

Il suffit, pour monter la seringue du Dr Soutoul, de placer les deux obturateurs D et G (figure 4) aux deux extrémités du tube en verre E, d'introduire le tout dans l'armature cage A, figure 2 et de donner ensuite quelques tours à l'écrou B, de façon à produire une légère pression sur les obturateurs : cette opération demande 5 ou 6 secondes. On a alors la seringue représentée par la figure 1.

Ce qui frappe dans cette seringue et ce qui en constitue la supériorité c'est la facilité du démontage et du remontage après l'avoir fait bouillir pour la rendre aseptique.

On sait en effet que toute seringue qui n'a pas subi l'ébullition présente un réel danger aussi bien dans l'emploi de la méthode Brown-Séquard que dans tout autre genre d'injections.

LABORATOIRE SPÉCIAL DE PARIS
Vente : gros et détail

Pharmacie normale Saint-Honoré

Rue du Faubourg Saint-Honoré, 46, et rue d'Anjou, 1, Paris.

VENTE EN GROS

De la Seringue antiseptique du Docteur SOUTOUL
de la Tauréine, de la Cérébelline et de la Sérumine

Pharmacie Normale Saint-Honoré

1, rue d'Anjou, 1, PARIS.

Renseignements : Ecrire au Directeur de la SOCIÉTÉ PHARMACEUTIQUE, 16, place du Havre, Paris.

NOTA. — Pour l'expédition en France envoyer 1 fr. 25, à l'étranger 1 fr 75, montant du port et de l'emballage.